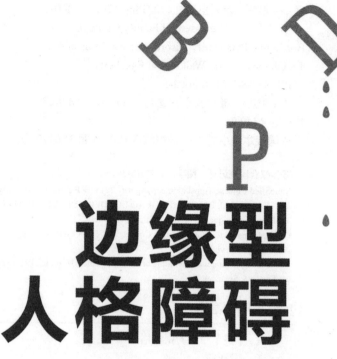

边缘型
人格障碍

〔美〕兰迪·克雷格（Randi Kreger）◎著

周珏筱◎译

THE ESSENTIAL FAMILY GUIDE
TO BORDERLINE PERSONALITY DISORDER

台海出版社

图书在版编目（ＣＩＰ）数据

边缘型人格障碍 /（美）兰迪·克雷格著；周珏筱
译 . -- 北京：台海出版社，2018.8（2020.4 重印）
书名原文：The Essential Family Guide to
Borderline Personality Disorder : New Tools and
Techniques to Stop Walking on Eggshells
ISBN 978-7-5168-2002-5

Ⅰ . ①边… Ⅱ . ①兰… ②周… Ⅲ . ①人格障碍
Ⅳ . ① R749.91

中国版本图书馆 CIP 数据核字 (2018) 第 156990 号

著作权合同登记号　图字：01-2018-3416
Simplified Chinese Translation copyright © 2018 by Beijing Standway Books Co., Ltd.
THE ESSENTIAL FAMILY GUIDE TO BORDERLINE PERSONALITY DISORDER : New
Tools and Techniques to Stop Walking on Eggshells.
Original English Language edition Copyright © 2008 by Randi Kreger.
All Rights Reserved.
Published by arrangement with the original publisher, Hazelden Betty Ford Foundation
c/o Simon & Schuster, Inc.

边缘型人格障碍

著　　者：[美] 兰迪·克雷格
译　　者：周珏筱

责任编辑：刘　峰
装帧设计：异一设计

出版发行：台海出版社
地　　址：北京市东城区景山东街 20 号　　邮政编码：100009
电　　话：010 - 64041652（发行，邮购）
传　　真：010 - 84045799（总编室）
网　　址：www.taimeng. org. cn/thcbs/default. htm
E - mail：thcbs@126.com

经　　销：全国各地新华书店
印　　刷：大厂回族自治县益利印刷有限公司
本书如有破损、缺页、装订错误，请与本社联系调换

开　本：710mm×1000mm　　1/16
字　数：246 千字　　　　　印　张：15
版　次：2018 年 9 月第 1 版　印　次：2020 年 4 月第 3 次印刷
书　号：ISBN 978-7-5168-2002-5

定　价：55.00 元

将此书献给那些与我一同走过的人，你们在我自己的黄砖路[1]上陪伴我，甚至还给予我巨大的帮助。同样，本书也要献给明尼苏达州圣路易斯公园内部和周边大大小小的图书馆。这些图书馆里的儿童小说比任何宝石红拖鞋[2]都更珍贵，对我本人和此书都有非常重要的意义。

---

[1] 黄砖路（road of yellow brick）是李曼·法兰克·鲍姆（Lyman Frank Baum）所著小说《绿野仙踪》（*The Wizard of OZ*）中的元素。1939年根据小说改编的电影《绿野仙踪》给它起名为"黄砖路"（yellow-brick road），并使它闻名。（请注意，本书每页底部带方括号的脚注均为译者注）
[2] 宝石红拖鞋（ruby-red slippers）是《绿野仙踪》主人公桃乐茜穿的鞋子。

当我们无力改变当下的状况时，
我们的挑战便是改变自己。

——维克多·E. 弗兰克（Viktor E.Frankl）[1]

---

[1] 维克多·E. 弗兰克（1905-1997），医学博士，维也纳医科大学神经与精神病学教授，担任维也纳神经综合医学院的首席专家长达 25 年，他创立了"意义疗法"及"存在主义分析"，被称为继弗洛伊德的精神分析、阿德勒的个体心理学之后的维也纳第三心理治疗学派。他的作品《活出生命的意义》（*Man's Search for Meaning*）被评为美国最有影响力的十大图书之一。

前　言

　　本书是对现有的边缘型人格障碍 (Brderline Personality Disorder，简称 BPD)
书籍一个很好的补充。作者的第一本书是与保罗·T. 梅森（Paul T. Mason）合作
的，叫作《亲密的陌生人：我们如何与边缘型人格障碍者相处》（*Stop Walking
on Eggshells : Taking Your Life Back When Someone You Care About Has Borderline
Personality Disorder*），自 1998 年出版以来就成为国际上边缘障碍类的畅销书。
那本书简短地介绍边缘型人格障碍的历史及当下情况，可以帮助读者阅读本书。

　　边缘型人格障碍有许多传闻，这些传闻可能使一些边缘型人格障碍者及其家
人感到非常绝望。但实际上并非没有希望，因为我们有许多措施，来减轻边缘型
人格障碍对患者及其家人的影响。

　　差不多一个世纪以来，边缘型人格障碍都被称为"废纸篓诊断"[1]，意即病
人的症状过于复杂，以至于医生无法进行明确的诊断，这使得医生、病人、家属
都倍感沮丧。常规的传统疗法对边缘型人格障碍不起作用，而且边缘型人格障碍
在 1980 年以前没有被列入美国心理学会（American Psychiatric Association，简
称 APA）[2] 的《精神障碍诊断与统计手册》（*Diagnostic and Statistic Manual of*

---

[1] 废纸篓诊断，也叫垃圾桶诊断，指的是一种有争议的医学病症，该病症没有被严格系统地划分，
含贬义，比起其他病症，此类病症患者所呈现的特征更为多样，不够明确具体。该词还有另一层含义，
指由于非医疗原因给出的一个模糊诊断。也许是因为焦虑的病人急需一个诊断，或者医生想要获得
医疗机构的治疗许可，而患者的医疗问题虽明显但又难以判断，这时医生便会给出"废纸篓诊断"。
此处取第一个含义。
[2] 美国心理学会是代表美国心理学界的一个专业科学组织，拥有 15 万名会员。美国心理学会是全
球最大的心理学家协会。

Mental Disorders，简称 DSM）[1]。据最近的研究，破坏性极强的边缘型人格障碍在人群中的患病率约为 6%。

多年来对边缘型人格障碍的忽略，导致了非常大比例的漏诊、精神残疾、痛苦、早逝，以及深深的无助等情况的出现。压倒性的情绪不仅影响了边缘型人格障碍者本人，还严重影响其家人的生活。简言之，边缘型人格障碍是一个被低估的、破坏性强的心理障碍，且在人群中比例极大。

然而今天，不同的因素结合在一起给我们带来了新的希望，我们看到了一些巨大的进展。第一个因素便是，神经成像研究的发展证明了，边缘型人格障碍者的大脑与控制组 [2] 人员的大脑，有非常清晰的区别。研究表明，边缘型人格障碍遗传概率较高，更加有力地说明了心理障碍产生的生物学基础，同时也说明，与其他类型的疾病一样，我们看待心理障碍时，不应该有什么分别。

第二个因素是一批研究的涌现，这些研究领域包括：新一代抗精神病药物、抗抑郁药、心境稳定剂有效使用；边缘型人格障碍领域的专门精神治疗及社会心理学治疗。针对边缘型人格障碍者的治疗项目，效果也显著增强了，同时也为病人家属提供了有效的信息和新的方法。

第三个因素是，两个专注于边缘型人格障碍的国家倡议机构迎来了蓬勃发展。这两个机构是：全国人格障碍治疗与研究进展协会（Treatment and Research Advancements National Association for Personality Disorder）和全国边缘型人格障碍教育联盟（National Education Alliance for Borderline Personality Disorder）。两家机构致力于帮助病人及其家属了解边缘型人格障碍的相关知识，以及如何有效应对边缘型人格障碍。

---

[1] 美国心理学会从 1952 年起制订《精神障碍诊断与统计手册》。而从 1974 年着手制订、1980 年正式出版的《精神障碍诊断与统计手册》第三版（DSM—Ⅲ）特别受到重视，因为它有一整套适用于临床工作的诊断标准，对于美国的、甚至世界各国的精神病学家说来，不论是临床工作、还是科学研究，都有很大帮助。1987 年 APA 又修订出版了第三版修订本。但是，精神医学发展迅速，这也已不能适应需要，所以从 1987 年起就开始着手 DSM－Ⅳ 的制订。

[2] 控制组指实验中不接受任何变量处理的对象。

机构的另一项任务就是在全国、甚至全球范围内，引起公众对边缘型人格障碍的关注，并促进公共或私人资金注入该研究领域及教育领域。在全国边缘型人格障碍教育联盟的带领之下，以及边缘型人格障碍者、其家人、领域内专家的共同努力下，美国众议院于 2008 年 4 月 1 日通过了一项决议（众议院 1005 号决议），该决议将每年的 3 月定为边缘型人格障碍关注月（Borderline Personality Disorder Awareness Month）。

此外，其他机构也在为不断增多的活动添砖加瓦。比如，全国心理疾病联盟（National Alliance on Mental Illness）最近提出，边缘型人格障碍者是其最为关注的重点人群。最近成立的边缘型人格障碍资源中心（Borderline Personality Disorder Resources Center），旨在帮助受到边缘型人格障碍影响的人，"不断发掘关于边缘型人格障碍最即时、准确的信息，以及有效治疗的来源。"

边缘型人格障碍研究最重要的两个私人资金来源已经开始发挥正面作用。边缘型人格障碍研究基金（Borderline Personality Disorder Research Foundation）成立于 1999 年，"已经开始动员美国及欧洲的研究中心，对'边缘型人格障碍是否是一个可辨认的独立实体'这一课题进行调查研究"。最初选择并资助了四个研究中心，从不同的科学及临床角度，研究边缘型人格障碍。而且，还有 22 位研究者获得研究拨款。

在过去的 10 年里，全国精神分裂症与抑郁症研究联盟（National Alliance for Research on Schizophrenia and Depression）已经把领域从最初的精神分裂症和情感障碍，扩大到了更为常见的心理障碍领域，如焦虑性障碍。自 1987 年以来，这家被资助的机构已经拨出了超过 1.8 亿美元，帮助脑研究领域内、专注于心理障碍的新老高素质研究者更好地进行研究。

最为重要的一个因素是，有关边缘型人格障碍的信息获取，已经较从前大为方便。在过去的十年里，为外行人所著的相关书籍，以及建立的相关网站也越来越多。其中，《亲密的陌生人：我们如何与边缘型人格障碍者相处》一书，便是一个成功的例子，由兰迪·克雷格，也就是本书作者，参与著作。

在《亲密的陌生人：我们如何与边缘型人格障碍者相处》中，克雷格将其重点放到边缘型人格障碍者的家庭成员上，这些边缘障碍者否认自己有边缘型人格障碍，拒绝治疗，将自己的困难处境归咎于他人。《亲密的陌生人：我们如何与边缘型人格障碍者相处》一书的成功证明了，有大量的人深陷此种境地，而且他们的行为对家人和亲近的人造成的破坏性效果。在本书中，克雷格管这样的边缘型人格障碍者叫作"隐藏的高功能边缘型人格障碍"。

克雷格有一个工作笔记，她在本书中，对《亲密的陌生人：我们如何与边缘型人格障碍者相处》一书及自己的笔记做了拓展，对边缘型人格障碍的症状、本质、治疗做出了即时的、容易理解的阐述，并给出了详尽的例子。她还给类似的家庭提出了许多有用的建议，帮助其了解，如何有效地帮助有边缘型人格障碍的亲人，以及怎样处理相关的问题。

为此，克雷格对边缘型人格障碍的书籍进行了广泛阅读，咨询了许多顶尖的专家，以确保内容的最高准确性。边缘型人格障碍的科学知识正在不断扩展，所以这些工作需要大量的调查研究。

在本书中，克雷格采用了一个不同以往的手法来启迪读者。利用新的概念和方式，她将边缘型人格障碍相关的大量信息与治疗相结合来进行介绍。

克雷格的写作风格既不是居高临下地说服、教育读者，也不需要高水平的心理学及神经科学知识才能读懂。克雷格以一种了不起的方式著成此书。在本书中，不仅是边缘型人格障碍者的家人，想要向其施以援手的专业人士，也可以学到很多东西。

弗吉尼亚联邦大学精神病系边缘型人格障碍项目主管
著名精神病主任医师
《揭秘边缘型人格障碍》
(*Borderline Personality Disorder Demystified*) 作者
罗伯特•O. 弗雷德尔（Robert O. Friedel）

关于本书

本书很好地反映了以下三种研究的成果：近三年来边缘型人格障碍科学研究的详尽调查；对二十多位顶尖心理健康临床医生及研究者进行的采访；几千位受边缘型人格障碍影响者的经历。

"欢迎来到奥兹国"（Welcome to Oz），创立于1996年，为超过6.5万名成员提供了一个网络之家。其功能类似于现实生活中的互助组[1]，只不过成员们并非当面交流，而是通过邮件交流。不同的参与者与边缘型人格障碍者关系不同，成员们按不同身份（父母、兄弟姐妹、继父继母）或相似的处境（想维系关系的伴侣、想分开的伴侣）聚集在一起。

本书第一章讲述了边缘型人格障碍如何影响个体的想法和感受，这样的想法和感受又反过来引起个体的愤怒、明显的操控他人、自杀威胁、过度的责备和批评等行为。由于边缘型人格障碍家庭都在寻求专业援助，第6章将讨论，一位合格的临床医生的必备及软性素质要求。第6章还包含七个问题，这七个问题将辨别边缘型人格障碍治疗的新手和拥有必要经验的老手。

接下来，在了解边缘型人格障碍者的精神世界后，本书将介绍五个重要方法，帮助你组织思考、学习特殊的技巧，帮助你更加专注于自己的事情、避免在重压下无所适从。这些方法将帮助你更加自信、更清楚自己是谁，并告诉你如何提升生活质量。

许多自助手册的编写方便读者跳读所需章节，但本书并非如此。本书的章节像俄罗斯套娃一样，层次丰富、环环相扣。许多概念和术语仅在本书中出现，因

---

[1] 由拥有相同困难或疾病的人所组成。互助组的成员们会定期聚集，彼此倾听、安慰、关心。

此请于开头开始，并按顺序阅读，仅关于寻找治疗师的一章为例外。

如果你感到深陷泥潭，本书将引导你走出困境。如果你感到压力重重，你将在本书中学到如何寻求帮助。如果你感到自尊受挫，本书将助你学习如何一步步重振精神。最重要的是，你将认识到，你有权决定自己的感受和信仰，有权追寻自己的目标。

精神病学家米尔顿·埃里克森（Milton Erickson）说过："你知道的事情很多，只是你不知道自己知道。"读完此书，你便会明白这句话。

需要了解的术语

为了简便，全书内容中会用到以下术语：

"边缘人格"及"BP"

因为边缘型人格障碍（英文首字母缩写 BPD）被污名化，所以，相比"他有边缘人格（Borderline）"这样的话语，类似"他有双相障碍[1]""她有糖尿病"这样的话更容易说出口。这其实是一种双重标准。仅仅"边缘人格"这个词就会带来许多负面印象，所以人们干脆不说，或者用别的词替代。

"消费者[2]"（consumer）一词便是最常见的一个替代词，也就是指心理健康服务的使用者。然而，很大一部分边缘型人格障碍者并未接受心理健康服务。他们就像拒绝接受治疗的酗酒者一样，否认自己的问题。他们不仅拒绝治疗，还强硬地拒绝任何建议。

边缘型人格障碍者会自寻办法。就像同性恋群体使用"queer"（表达"同性恋"含义的非常规英文用词）一词一样，边缘型人格障碍者使用"边缘人格"或"BP"。本书将参照此习惯。

---

[1] 双相障碍（Bipolar Disorder），属于心境障碍的一种类型，指既有躁狂发作又有抑郁发作的一类疾病。

[2] 精神和心理治疗行业对患者的称呼有很多：病人（patient）、来访者（client）、消费者（consumer）、接受者（recipient）、使用者（user）。目前，行业内最政治正确的称谓是消费者。

"家庭成员"与"非边缘型人格障碍者"

"家庭成员"一词有同样的问题。就像"消费者"一样,"家庭成员"一词过于狭隘,远不能体现边缘型人格障碍带来的影响。除了直系亲属以外,边缘型人格障碍者对身边其他人的生活同样有影响,如父母、同事、朋友、姻亲以及那些精神上支持他们的人,甚至包括心理治疗师。因此,"非边缘型人格障碍者"即指那些受到边缘人格影响的人。

非边缘型人格障碍者也有他们自己的心理问题,例如抑郁症(depression)和人格障碍(personality disorder)。其实,所谓非边缘型人格障碍者也可能有边缘型人格障碍或自恋型人格障碍(Narcissistic Personality Disorder)。本书第 2 章将提到自恋心理。

"边缘型人格障碍者"及"非边缘型人格障碍者"等词汇并非意在将家庭成员与其他关系的人从亲疏上严格划分为两个阵营,这样的用语纯粹出于方便考虑,就如"自持式水中呼吸器"(self-contained underwater breathing apparatus)简称为"水肺"(scuba)一样。

目 录

第一部分

你所爱的人是否有边缘型人格

1 对边缘型人格者的迷思

素履，往无咎[1]。

——易经

你是否感到，很害怕伤害某个重要的人的感情？上面这句引言的含义是否看起来像一首协奏曲般丰富，而非一个简短的和弦能道尽？如果答案是肯定的，那么你生命中的某人或许有边缘型人格障碍，或者边缘型特征。

请阅读下面的问题，若大多数答案为"是"，你爱的人或许有边缘型人格障碍：

- 她是否仅以两种方式看待你：要不就是一个从未爱过她的可恨的人，要不就是一个无条件爱她的人。
- 他是否在理论时总不给你留退路，将你置于必败的处境？当你告诉他，他的说法和他真正的立场相反，你是否会招致更严厉的批评？
- 是不是每次最后都是你的错？是不是频繁受到批评？
- 是否有时一切看起来都很平静，而且明明她对你很好，甚至一切都非常理想，但这样的理想状况突然就不复存在了？

---

[1] 来自易经第十卦——履卦，指保持质朴、本真，便不会引起灾祸。

- 当他生气时，事态是否会升级为不择手段的恶毒攻击，让你心烦意乱？

- 她是否利用恐惧、责任和愧疚感作为说辞或者手段来达到目的？你是否感到自己被操控，不再相信她？

- 你是否开始感到有些不现实？长期接触他那过分的敏感、与家人朋友的疏离，是否让你感到如同身处奥兹国的桃乐茜 [1] 一样无所适从？

边缘型人格障碍的特征

边缘型人格障碍是一种严重的心理疾病，让人不由自主地将身边人或事视作绝对的好或坏；让人感到空虚，找不到自我；让人情绪极端、变化快。边缘型人格障碍者易冲动、自我厌恶、对被抛弃感到极端恐惧，这些都可能使他们无端地用言语伤人、责备他人。部分边缘型人格障碍者有自残行为，或将自杀视为结束痛苦的唯一方法。

边缘型人格障碍者感知世界的方式与常人差别很大。因为一些尚不清楚的原因，边缘型人格障碍会扭曲批判思维过程，使情绪与行为失常。

如果我们观察边缘型人格障碍者的大脑，探寻他们的思维方式，我们会发现他们生活在一个极端的世界中。对他们来说，人与事非黑即白、非好即坏，没有什么中间区域。他们如果欣赏或尊敬某人，就会将其升至一个非比寻常的标准，远超一般意义上的欣赏与尊敬。一旦他们对其感到失望，便将其从高处踢掉。他们同样以这样的严苛对待自己，犯下一个小错误便会想：我是一个无用的人。

如果只需打一个响指，就能奇迹般地体验边缘型人格障碍者的感受，你会感到铺天盖地的自我厌恶、对被抛弃的恐惧、无尽的空虚，还有易怒与压抑，而快乐和简单的满足感永远被抑制。一个边缘型人格障碍女性说："边缘型人格障碍就像癌细胞一样渐渐蚕食我的身体、思维和灵魂。"

观察边缘型人格障碍者的行为很容易。行为不像想法和感受那样不易察觉，行为是很明显的。这些行为使边缘型人格障碍者很难相处。边缘型人格障碍者任性而

---

[1] 桃乐茜是经典电影《绿野仙踪》中的人物，被一场龙卷风带到完全陌生的奥兹国。

为、考虑事情不周全。有的还会伤害自己，让自己流血，甚至尝试自杀。他们会花很多钱、进行危险的性行为、滥用药物或者沉迷酒精、鲁莽驾驶、盗窃、饮食不规律。

边缘型人格障碍者总急切地让人靠近自己，之后又粗鲁唐突地怪罪对方，在难以平复的愤怒和不理智的责备中，拒人于千里之外。他们将他人的位置抬得很高，接着又将其推下。一些边缘型人格障碍者总在话语中将人逼到死角、进行无理指责。

边缘型人格障碍者的亲人、朋友、伴侣并非难以理解其行为，而是难以理解其行为背后的成因。

边缘型人格障碍是什么样的

海伦（Helen）是一个患有边缘型人格障碍的女孩，今年 22 岁。她刚从一个社区大学转入一所一般大学，离亲人朋友只有几公里远。旁人看来，她聪慧又有才能，只不过稍显冷淡。她认为自己是有缺陷的人，而且不与人交际，因为周围的人使她感到害怕。

为了排解孤寂，她有时和陌生男人上床，因为她想要赤裸的肌肤贴着自己。她现在也开始暴饮暴食，而高中时她患有厌食症。她有写日志的习惯，以下为日志部分内容（保留原文标点及句法等）。

"有时我想独立，但无论如何我也想被照顾被爱我希望每个人都能完全了解我（任何时候，都完全地了解我，哈哈哈）。我想要有人和我做爱，爱我，不用看什么日志就能理解我的**感受**，我想要触摸到某个人而且我也希望能够被抚摸。我不知道该去哪儿，我深深地怀疑自己。我不尊重我自己我做什么都没有自信。**我想做正常人我想要真爱**[1]，我感到不安和疲惫。

我害怕自己和自己的感受我很害怕，我怕别人会伤害我，我无法接受我自己我感到控制不了自己的行为我控制不了自己的饮食。我觉得如果让我发泄出来的

---

[1] 此段中引用中的黑体字在原文中为全英文大写字母，全大写在英文中通常是表达强烈情绪、强调的作用。

话我会尖叫会哭泣会发怒会恐惧，沮丧、生气、伤害。我感觉自己像个小女孩。我希望有人来掌控这一切，抱着我，告诉我一切都会好的。有时候我对活着感到厌倦。我想帮助自己而且我的房间太乱了我自己都受不了……我反复感到自己像行尸走肉一样，而且我感到太过愤怒还不如死了好！为什么我和室友待在一起时总觉得自己哪儿都不对哪儿都不好？她说我情绪太强烈，我这人太古怪了，听什么都像批评。为什么当别人让我敞开心扉分享自己的感受，我会那么生气？我为什么要让这些情绪控制我？我好饿啊……我就是我自己我叫海伦海伦海伦海伦海伦海伦海伦"

关心边缘型人格障碍者

爱一个边缘型人格障碍者是一个需要全心全意投入的事情。边缘型人格障碍者的家庭成员往往感到，他们的情绪就像是过山车，也可以说如履薄冰。他们时而被接纳、时而被冷落，像在进行什么测验一样，但又不清楚究竟测的是什么。久而久之，边缘型人格障碍者身边的人渐渐习惯了虐待般的行为，认为这都是很正常的。边缘型人格障碍者的家庭成员会频繁感到愧疚、羞愧、压抑、精疲力竭、孤立、无助。

被边缘型人格障碍者所影响的人可以分为两类："主动选择的"和"无法选择的"。所谓"主动选择的"是伴侣和朋友。"无法选择的"包含父母、兄弟姐妹、亲人的伴侣、继母继父——此类别中的人既可能是血亲，也可能是姻亲，比如丈夫的爸爸是边缘型人格障碍者。

如果你的生活中也有一位边缘型人格障碍者，你或许会：

- 许多时候对自己、自己爱的人、命运甚至医保制度感到特别愤怒
- 感到情绪上的能量被榨干；内在能量达到极限
- 梦到快乐的孩子、爱人、亲近的兄弟姐妹或者慈爱的父母后，醒来会因为失去梦中的东西感到难过
- 总为自己的人身安全担忧

- 质疑自己的价值，质疑自己是否能成为好父母、好伴侣、好亲戚、好朋友
- 在其他家庭关系中感到压力
- 经济上感到困难
- 时刻处于紧张中，要平衡边缘型人格障碍者的需求和其他家庭成员（包括自己）的需求
- 因为家人中有心理疾病者而感到社会压力造成的耻辱
- 与家人、朋友断了联系
- 因为对家人的生存及健康负有责任，而总是为此忧虑
- 精神不断受到考验——部分人会质疑自己的宗教信仰，质疑自己眼中的生活是否还能美好而充满希望

与边缘型人格障碍者不同的关系会带来不同的困扰。下面的故事来自于真实的边缘型人格障碍者家庭，并为我们展现了：对不同关系的人来说，与边缘型人格障碍者相处时有什么相似之处与区别。

父母、祖父母、外祖父母

边缘型人格障碍者的父母往往遭受双重打击：不仅因为心理不正常的孩子倍感痛苦，而且在寻求咨询时，许多心理治疗者认为父母对孩子的状况有一定的责任，这又带来了震惊和耻辱。

吉尔（Jill）刚出生时很可爱。"我看着她的时候，感到她牵动着我的心。"凯（Kay）如此说道，她是吉尔的养母。上小学对吉尔来说是件难事，她非常依赖凯，怎么也不愿意坐上校车。"妈妈，别让我去！我要和你在一起！"她很难交朋友，经常有老师说她在学校不听话。学校的辅导老师坚信吉尔慢慢长大就会摆脱这种状况。但她一直未能改变。

十四岁时，吉尔变得非常内向和反叛。凯说："我们觉得这只是青春期的叛逆，但她后来一直那样。"后来的几年很糟糕，吉尔开始酗酒、交不好的朋友、逃课。吉尔总是用力摔门、发脾气、越发叛逆。她交的男朋友曾经粗暴地把她推到学校储物柜上。她的手臂上被弄得全是瘀青。她还冲父母大吼，让他们少管闲事。

吉尔刚满十八岁，就搬去一个同样叛逆的女性朋友家里住了。这位朋友家里还有她妈妈和妈妈的男友，朋友妈妈经常酗酒，而妈妈的男友是个毒贩子。后来朋友的妈妈搬到其他地方了，留下两个女孩和自己的毒贩男友在家里。吉尔也有了新的男友，叫作萨姆（Sam），他也很快搬进去了。

几个月以后，吉尔说她怀孕了，父母都到她身边，见了萨姆——也就是孩子的父亲。吉尔和萨姆想结婚，所以凯就为他们筹办了一个温馨的婚礼。吉尔非常开心。

孩子叫艾丽西亚（Alicia），艾丽西亚出生以后，吉尔对父母的爱和支持非常感激。艾丽西亚成了他们生命中的礼物。后来吉尔又开始变得焦躁和叛逆，她开始背着萨姆见其他男人。她遇到特雷弗（Trevor）以后，就和萨姆离婚了，几个月后就嫁给了特雷弗。吉尔不断取悦父母——凯和道格（Doug），说服他们又一次经济上支持自己的婚礼。但在婚礼当天，吉尔完全忽视了自己的父母，她都没和自己的家人照张相，只和特雷弗的家里人照了相。她甚至管特雷弗的家人叫"真正的家人"。

再后来吉尔开始利用自己和萨姆的孩子来控制自己的父母。比如，有一天吉尔告诉他们，如果他们想见艾丽西亚，就得同时照顾特雷弗的两个小儿子。凯和道格同意了，毕竟他们也想和继孙建立感情。但即使他们对三个孩子一视同仁，吉尔还是觉得他们偏爱艾丽西亚，大发脾气。她威胁说："以后哪个孩子，你们都见不到。"

凯和道格发现，艾丽西亚去找他爸爸萨姆的时候，偷偷去见外孙女更容易。他们知道吉尔不会乐意，但他们感到如果想和外孙女保持好祖孙关系的话，别无他法。后来这事不幸被吉尔发现了，她大发雷霆，甚至状告萨姆和道格猥亵艾丽西亚。后经医生和心理学家仔细检查，起诉被撤销了。该心理治疗师提出为吉尔本人做咨询，但吉尔拒绝了。

凯和道格现在正通过法庭取得艾丽西亚的探视权，他们不想和外孙女断了联系。"我们不想放弃她，因为我觉得她已经因为吉尔遭受了很多感情上的伤害。"凯说道，"我认为，现在我们是她生命中唯一能持续地无条件爱她的人。"他们只能寄望于法庭能识破吉尔的谎言。但他们也知道她有时很有说服力[1]。

伴侣

理查德（Richard）是在一个聚会上遇见劳丽（Laurie）的，他当时就被她棕色的眼睛迷住了。十八个月的恋爱期之后，劳丽开始催促理查德结婚。她要求理查德花时间陪她，把注意力放在她的身上。这样的要求越来越执着，到了之后近乎威胁。

他们结婚后不久，劳丽说理查德应该少和朋友待在一起，多些时间陪她。为了让她开心，他也照做了。他说："她总是为些小事闹脾气，而且每次最后都是我的错。我变着法子满足她，但永远也没个完。她时不时就拿出'我要死'这样的说辞，我就只有让步，让局面稳定一点。"

两年以后，他告诉她，也许他们应该分开一段时间。他回忆了接下来发生的事：

"她开始冲我大吼，说我想和她离婚，然后就可以睡其他女人。她说我没法'让她快乐'，说了很多难听的话。我完全震惊了，只能张着嘴站在那儿。她拿起一个盘子就向我扔过来，盘子打到了墙上。我拿上我的运动包就离开了。

我后来和父母一起住，她整天给我打电话，上班的时候都给我打，让我回去。最后，她开始威胁说如果我不回去就要自杀。我还是妥协了，搬了回去，希望用爱来治愈她。后来她怀孕遭遇流产，她就怪我说我不爱她和孩子。我的自尊心降到了谷底，工作上也很挣扎，开始借酒消愁。我越来越少待在家里，更多时间和朋友在一起，这样才能避开她的怒火。

我发誓要离开。劳丽说她很抱歉，觉得自己的行为很糟糕。她当时看起来很温柔、很真诚。她保证会改变。她说自己特别愧疚，不断告诉我，没人会像她一样爱我。那晚她怀了我们的孩子。

我的儿子出生那天是我生命中最快乐、也最困难的日子。迈克尔（Michael）两个月大的时候，我下班回家发现门锁换了，劳丽隔着门对我大叫，说我以后不要见儿子了，还说要剥夺我的亲权[1]。我开车到朋友家，坐在门前的台阶上，思考接下来怎么办。

---

[1] 亲权，是父母基于其身份对未成年子女的人身、财产进行教养保护的权利和义务。

劳丽联系了一个心理治疗师，这位心理治疗师专攻家庭问题的儿童性侵问题。她跟医生说我的性行为非常可怕，对儿子是个威胁。这位心理治疗师便写信给劳丽的律师，提出我探亲的权力应该受限而且受监视[1]。

有一天清早，劳丽请了人照看迈克尔，说自己要去上班。她后来再也没有出现。她给每个认识的人打电话，告诉他们她要自杀。搜了六个小时之后，医护人员在一个酒店房间里找到她，她当时试图吃药。她活下来了，住到精神病院里，有看护看管。诊断结果是边缘型人格障碍。

我的律师立即为迈克尔争取了临时监护权。花了两个半小时和很多钱，我最终赢得了全部监护权。劳丽现在只拥有受监视探亲权。过去五年，她都在吃药，反反复复进行治疗。我希望她一切都好，因为这也是对儿子好 2。"

孩子

凯丽（Kellie）给她的边缘型人格障碍母亲写了这封信（但从未寄出）：

在我的人生中大多数时候，我都很怕你。感觉就像长大过程中有两个妈妈：一个好妈妈和一个坏妈妈。好妈妈支持我、养育我，鼓励我努力下好国际象棋，总是支持着我，关心我的未来，告诉我，她爱我。

但坏妈妈出现的时候，好妈妈的踪影就完全不见了。坏妈妈控制不了自己的脾气，因为她只有在破坏中才能感觉舒服。我十三岁左右的时候，坏妈妈不喜欢我吃东西的样子，她觉得我吃东西的样子很不礼貌。她说："你再这样吃饭的话，永远都没有朋友。"

我处于青少年时期的时候，每周都会打扫自己的房间，并且把垃圾拿出去扔掉。偶尔不这么做也没什么，但有时候坏妈妈会大吼大叫对我生气，因为垃圾漏了出来，蛋黄凝固在了地板上。她说我是个蠢货，那一周都不准看电视。"你简直要毁了这个家。"她冲我这样吼。

---

[1] 受监视探亲权（supervised visitation），指探亲需在另一人的监督陪同下进行，例如另一位家庭成员或社工。探亲需在孩子父母家中或指定场所。

我长大之后，总想急切地寻找一个爱我的人。我选择的男人最终总会抛弃我，我和妈妈的关系也渐渐改变。后来当我丈夫生我气，不想和我说话的时候，或者不想和我上床的时候，我就坚信他不爱我了，我们便陷入争吵。当我回到现实中，我无法理解自己为什么会质疑他对我的爱。但我还是反复考验着他，因为我无法控制自己停下来。

兄弟姐妹

佩里·霍夫曼（Perry Hoffman）博士是全国边缘型人格障碍教育联盟家庭关系项目的联合创办人。她说，许多边缘型人格障碍者的父母和兄弟姐妹告诉她，有一个边缘型人格障碍的兄弟或姐妹是毁灭性的。

一个十八岁边缘型人格障碍女孩的父母告诉我，他们另一位十五岁的女儿因为姐姐无休止的言语攻击受到精神创伤，他们在为她找心理治疗师。

有的兄弟姐妹担负起过多责任，不得不全权照顾拥有边缘型人格障碍的亲人。他们人生中所有抉择都必须考虑到自己的亲人是边缘型人格障碍者。比如，我听过有人说他们自己都没法养孩子，因为这样的边缘型人格障碍也许会产生传递效果，他们眼见边缘型人格障碍者受的罪，不希望自己的孩子也遭这种罪。

这些边缘型人格障碍者的兄弟姐妹还担心自己的婚姻关系会受影响。整个家庭生活都要围绕病态的幼稚行为，他们不知道如何向另一半解释[3]。

他们所面临的具体问题
- 失去父母的陪伴时光和关心。
- 感到愧疚，不知道兄弟姐妹的反常是否因为自身行为造成。
- 害怕带朋友回家。
- 担心自己和父母的安全。
- 压力很大，感到要当好孩子为父母减轻压力，因为兄弟姐妹已经带来太多麻烦。
- 自尊心问题。

- 恐惧家庭聚会和节日，因为边缘型人格障碍者的行为往往会造成混乱，破坏团聚和节日的气氛。
- 边缘型人格障碍者的朋友（也许是比较粗暴的人）对边缘型人格障碍者的兄弟姐妹影响较大。

其他人

边缘型人格障碍者的家庭成员或前配偶，对于重组家庭中的继父或继母来说尤为棘手。尤其是二婚的女性在面对丈夫的边缘型人格障碍孩子或前妻时，会感到非常无力。这些女性是丈夫的主要支持力量。为了孩子的问题，这些丈夫常与前妻陷入可怕的冲突中。而她们还目睹丈夫和继子继女的遭遇，被卷入漩涡之中。有的还会成为前妻报复的对象。

朋友和近亲若对边缘型人格障碍者的家庭给予支持，往往也会卷入过山车式的不稳定中。如果他们需要做的只是握住亲人、朋友的手，那一切会简单得多。但这些帮助者往往会有严重的分歧，在如何处理边缘型人格障碍问题上争论不休，并且这种争论会在高压下恶化。

社会中的边缘型人格障碍

边缘型人格障碍是一种复杂的心理疾病，影响不可小觑。边缘型人格障碍者常陷入抑郁、物质滥用[1]、饮食失调等问题中，还饱受其他心理健康状况的困扰。边缘型人格障碍可以引起家庭暴力、过多冲突导致的离婚、工作效率下降、性瘾、赌博、自残、犯罪等等。这样看来，边缘型人格障碍绝不仅仅是池塘中的小小涟漪，而像是人生中的海啸、是海床深处的地震，卷起九十英尺[2]高的巨浪，席卷远处的海岸，破坏一起阻挡的力量。

---

[1] 物质滥用是指违反社会常规或与公认的医疗实践，间断或持续过度使用精神活性物质的现象。这种滥用远非尝试性使用、社会娱乐或随处境需要的使用，而是逐渐转入强化性的使用状态，从而导致依赖的形成。
[2] 九十英尺约二十七米。

尽管影响如此之大、破坏性如此之强，边缘型人格障碍却没有被公众熟知，并且遭到长期的忽视——尤其是与厌食症和躁郁症相比，边缘型人格障碍更为普遍，但曝光率却要低得多。因其复杂、多面，《精神障碍诊断与统计手册》所列疾病中，边缘型人格障碍或许是受误解最多、也最让人脸上无光的心理疾病。绝大多数临床医生没有专门受过边缘型人格障碍方面的训练，导致无数的误诊及不当治疗。比起低功能患者，临床医生常常无法识别高功能[3]患者，因为他们没有能力设定明确的症状界线。

但在过去的十年里，该领域取得了许多进展。通常认为，边缘型人格障碍是由儿童时期受虐待造成的。而现在，对边缘型人格障碍者的大脑进行的扫描动摇了这种认识。研究显示，边缘型人格障碍者的大脑和常人大脑相比，在运转方式上有天壤之别。

在边缘型人格障碍与其他障碍的异同比较中，该研究起到了关键作用，并且带来了许多宝贵的资源，包括一些非营利组织，这些组织旨在帮助边缘型人格障碍者及其家人，为其提供教育，也为研究带来更多资金。这也吸引其他公共或私人心理健康机构重视边缘型人格障碍的治疗。公众关注也大大提升，这得益于边缘型人格障碍书籍的出版，以及《纽约时报》（*New York Times*）《奥普拉杂志》（*The Oprah Magazine*）的相关专栏，还有银幕银屏上的边缘型人格障碍者形象。

关键原则

阅读此书时请牢记这些原则。在面对边缘型人格障碍者时，这些观点应该永远谨记在心。

想要帮助家人，必须先帮自己

或许你的直觉认为：先帮助家人才对吧。这样的直觉就好像是认为，你们的

---

[3] 精神疾病中的高功能患者是指，除了某种精神疾病的本质症状之外，该患者在某些方面与常人差别不大，如情绪控制、智力、正常生活能力等因素。高功能较低功能更难被识别。

关系健康与否，应该取决于家庭成员是否愿意寻求帮助，而你应该忽略自己的需求，只关注对方。这样的想法是错误的。

很多人许多年都在满足有边缘型人格障碍的家人，不断地适应，以避免冲突。哪怕这样行得通，代价也太高了。如此下去，边缘型人格障碍的家庭成员往往遭受抑郁、孤立、无助、自尊低落、睡眠剥夺，甚至是身体疾病（尤其是边缘型人格障碍者的成年子女）。

听起来似乎有些矛盾，但这也就是说，你们关系的长远健康取决于你是否能顾及好你自己的需求，比如不要总待在一起、给彼此的爱设定边界、在边缘型人格障碍家人之外要有自己充实饱满的生活。

这样看似矛盾的做法于许多家庭来说很难。他们也许对此有所耳闻，但却不相信；他们也许已经失去了关心自己的能力（也或许从来就没有这样的能力）；他们也许不愿承认，一再给予根本无济于事。当然，这些不必发生在你的身上。

边缘型人格障碍者的想法、感受和行为与我们相同，只是更夸张

我们都有与边缘型人格障碍者相近的特征。我们时不时会丢下逻辑和理性，让情绪宣泄出来，会把事情搞砸，会有让自己后悔的冲动。如果我们没有这些瑕疵，就不是凡人了。

边缘型人格障碍和普通之间的区别是极端程度与频率。当这些特征、想法、感受和行为过于强烈和频繁，以至于影响到工作、与他人的关系，以及日常生活中的其他方面，边缘型人格障碍的特质就呈现出来了。

即使你的家人没有改变，你也可以提升自己的生活

现在你可能感到陷入困境，感到困惑和无力。但这是可以改变的——至少可以比现在好一点。也许你很难相信，但读完这本书后，你就能掌握必要的方法和技巧。不管所爱的家人是否改变，你都能更好地掌控自己的生活。你将更加自主地掌握自己的命运，但这需要学习、计划和练习。

一个人做出改变就可以从根本上改变两人的关系

一段关系需要两个人才能存在，但每一个人都握有 50% 的掌控权。也许你现在在想，自己的家人比你更强势，或者说可以"让"你做你不想做的事，将你不喜欢的感受"加"到你身上。这只是一种错觉。如果你更多地采取主动，为自己做决策，关系中的平衡就会发生改变。

边缘型人格障碍中的数字

全国边缘型人格障碍教育联盟提供了一些数据，这些数据来源于官方心理健康医疗体系或者其他机构对边缘型人格障碍个体的研究[4]。数据中不包括几十万（或许几百万）未寻求治疗的边缘型人格障碍者。这些数据是本书的重点。

成年人中的患病情况

- 据官方统计，约 400 万美国人有边缘型人格障碍（约为总人数的 2%），前沿研究显示，真实数量远高于统计。
- 边缘型人格障碍比精神分裂症更加普遍。
- 边缘型人格障碍的发病率比饮食紊乱[1]（eating disorder）高一倍[5]。
- 20% 的精神病入院者有边缘型人格障碍（高于重型抑郁症）。

自杀与自残

- 10% 的成年边缘型人格障碍者有自杀行为。
- 边缘型人格障碍者的自杀率是普通人自杀率的 400 倍。
- 有自杀行为的年轻人中，33% 有边缘型人格障碍特征。

---

[1] 饮食紊乱是近 20 年来的一种由心理不健康引起的新型疾病，大致可以分为三类：厌食症，偏食症和暴饮暴食症。

治疗过程的难点

- 边缘型人格障碍没有 FDA[2] 认证药物（尽管有药物用以针对部分症状）。

- 边缘型人格障碍可以与其他疾病同时出现。大多数边缘型人格障碍同时患有抑郁症。

- 太多临床医生未经过专门训练或全无相关经验，难以有效治疗边缘型人格障碍。基于研究的边缘型人格障碍疗法暂时没有条件大规模推广，仅适用于部分边缘型人格障碍者。80% 的精神病护理认为边缘型人格障碍没有接受足够的照料[6]。

- 往往三十岁的边缘型人格障碍女性的医疗档案，接近同等条件下六十岁普通女性的医疗档案。

经济影响

- 接受心理健康服务的人中，接近 40% 有边缘型人格障碍。

- 边缘型人格障碍使得超过 50% 的边缘型人格障碍者找工作面临困难，进而使得附加保障收入、社会安全及残障保险、医疗补助和医保负担加重。

- 监狱中 12% 的男性及 28% 的女性有边缘型人格障碍。

---

[1] 美国食品药品监督管理局

2 边缘型人格障碍的特征

我是否自相矛盾？

没错，我自相矛盾。

（我是丰富的集合，我有宽阔的区间。）

——沃尔特·惠特曼 [1]（Walt Whitman）

《我自己的诗歌》[2]（*Song of Myself*）

本章我们将谈到许多东西。首先，此章将介绍边缘型人格障碍的正式定义所包含的九大特征。接下来，我们将对这些特征进行详述，以便读者更好地理解边缘型人格障碍的形式及成因。再接下来是：

- 边缘型人格障碍者的其他常见特征
- 边缘型人格障碍的三个子类
- 边缘型人格障碍儿童、青少年、成年人、老年人
- 一些常伴随边缘型人格障碍出现的心理问题

---

[1] 沃尔特·惠特曼（1819-1892），著名美国诗人，其代表作为《草叶集》（*Leaves of Grass*）。

[2] 沃尔特·惠特曼的《草叶集》中的一首诗，被认为最能表现惠特曼的诗歌风格。

下面是一些常见的问题：

1. "边缘"是说，边缘型人格障碍者真的处于什么东西的边缘吗？

不是的。一个世纪以前，心理学家观察到，一些平时表现比较正常的病人，躺在沙发上说话时，会比平时反常得多。当时，心理学家们都认为，所有的病人要不就是比较神经质（比如伍迪·艾伦[1]），要不就有些精神错乱（比如认为自己是神）。当时心理学界的理论是，边缘型人格障碍就处于这二者的中间地带，也就是处于"边缘（border[2]）"。

今天，心理学界对此的划分方法已经与一世纪以前大相径庭，不存在所谓"中间地带"或"边缘"。就像其他与含义逐渐背离的名称一样，"边缘"一词同样保留了下来。也许某一天会改换名称，但目前看来，许多年内都不会改名。

2. 什么是"人格障碍"？

由于个体所处环境不同，人格障碍的内在体验和行为差别很大。人格障碍包含个体回应他人的方式，以及个体如何受到严重困扰。其特征必须：

· 极端、严重影响生活
· 涉及长时间（数年）的与人相处、看待世界的方式
· 在许多情况下都能体现[1]

3. 边缘型人格障碍是否是一种"正式的"心理疾病呢？

是的。在大量接触了经验丰富的临床医生和机构的信息之后，美国心理学会于 1980 年将其纳入《精神障碍诊断与统计手册》。该手册可谓学会的诊断圣经。根据不同的诊断类别，《精神障碍诊断与统计手册》给出了一些思维、感受、行

---

[1] 美国著名导演、编剧。
[2] Border 一词在边缘型人格障碍中译为"边缘"，其含义在此处的解释中，理解为前文提及的二者的"边界"更为准确。但由于"边缘型人格障碍"一词为约定说法，因此此处仍保留"边缘"二字。

为方面的描述。这些诊断类别，被当时的心理医生和其他心理健康机构所使用，对心理障碍进行诊断。

边缘障碍的九大特征

以下是《精神障碍诊断与统计手册》所使用的描述边缘型人格障碍的九大标准的简要描述：

1. 对被抛弃有强烈恐惧，这种恐惧既包含真实情况下被抛弃，也包括想象中的被抛弃
2. 有不堪回首的感情史，往往包括极端的行为与态度
3. 缺乏自我
4. 包含两种表现及以上的冲动行为和自毁行为（如物质滥用、自残、饮食紊乱）
5. 自杀倾向大
6. 情绪变化及易怒烦躁过于强烈、频繁
7. 持续的空虚感
8. 强烈的、不可控制的怒气
9. 持续的疏离感

标准 1：对被抛弃的恐惧

每个人都或多或少害怕被抛弃，但边缘人格对此的恐惧程度远大于正常人。并且，大多数人只会在存在真正威胁时做出反应，而边缘型人格障碍者不仅对真实的威胁做出回应，还会对想象中的威胁做出回应。糟糕的是，他们的想象力非常丰富。

就好像疑病患者（Hypochondria）[1] 总会因为咳嗽几下担心自己患了黑死病，

---

[1] 疑病患者基于自身感觉或征象，做出不切实际的病态解释，致使整个身心因此产生疑虑、烦恼和恐惧。疑病患者对自身健康的过分关心，持有难以消除的成见。

边缘型人格障碍者对一切抛弃的苗头都过分敏感。一旦发作起来，极端的恐惧表现很难平复下来。因为其根源在内部，而非外部。

《从抛弃到治愈》（*The Journey from Abandonment to Healing*）一书的作者苏珊·安德森（Susan Anderson）说：

"抛弃是爱本身的遗失，是联结的断裂……有时它是过往的失去所遗留的伤痛。有时它是恐惧。有时它就像一个无形的障碍，阻碍我们建立新的联结、实现自己的潜能[2]。"

作家卡里·纪伯伦（Kahlil Gibran）[1]也许会说："抛弃不一定是实实在在的体现，比如走出一道门、狠狠地摔电话。抛弃也许是情感上的距离感，或者是'亲密'中填不满的真空。"

哪怕我们无法和生命中重要的人在一些大事上达成一致意见，或者我们与他们有不同的行事方式，但大多数人的心理健康状况也足以应付这种情况。可对边缘型人格障碍者来说，发生这样的意见不合时——哪怕只是小事情的意见不合，他们会非常难以接受，就像虔诚的父母得知自己的孩子决定转变信仰一样。对边缘型人格障碍者来说，抛弃不仅仅是抛弃而已，而是贬低其最珍视的信仰。

曾是边缘型人格障碍者的 A.J. 马哈利（A.J.Mahari）解释道：

"任何事都可能导致感情上的疏离。良好的亲密关系中，人应该学会容忍距离感（以及亲密感）。边缘型人格障碍者则很难做到，因为他们将距离感视作抛弃。这使其在爱的人、想要亲近的人面前，急切地保护自己。这样更加疏远了边缘型人格障碍者的伴侣，使边缘人格者愈发感到被抛弃[3]。"

---

[1] 卡里·纪伯伦（1883-1931），黎巴嫩作家，被称为"艺术天才""黎巴嫩文坛骄子"，是阿拉伯文学的主要奠基人，20世纪阿拉伯新文学道路的开拓者之一。

一位边缘型人格障碍女性回忆道：

"在一次争辩中，我的男朋友想开车离开。我站在他身后，想阻止他走。他摆脱我坐到了车上，我冲着车后面打了一拳，然后跑到车门前，想强行打开，他伸手把车门锁上了。他的车开始沿着街道开走，我飞快地跑起来想追上他，求他停下来。"

标准2：不稳定关系——在过于理想化与彻底贬低之间摇摆

因为不稳定关系是本书的一个重点，所以我们来看看此特征的后半部分：边缘型人格障碍者将他人过于理想化或彻底贬低。这样的思维过程，叫作"分裂"（splitting），潜在危害很大，影响了边缘型人格障碍者看待世界、看待自己、看待亲密关系的方式。同理，这样的思维是关系中许多问题的潜在原因。

大多数人会将对某人的正面感受和负面感受相结合，找到一个中间点。然而，边缘型人格障碍者无法调和这两个方面。他们将他人拔到一个不可思议的标准上，然后又在失望中将其贬低。他们认为他人要不就对自己衷心支持，要不就是存心找茬，所以只要一瞬间就能改变看法，而没有想过人的感受是不同的。

雷切尔·赖兰（Rachel Reiland）在《带我出去》（*Get Me Out of Here*）一书中叙述了自己从边缘型人格障碍中恢复正常的过程，她在与心理医生帕吉特（Padget）相处时就运用了这样的"分裂"式思维。当医生表现出同情时，她甚至想象自己成为他的女儿。当他稍显疏远时，归属感便被彻底破坏了。有一次她威胁说，要诬陷他非礼、惩罚他。帕吉特医生换回亲切模式，便马上被原谅了——直到下一次同样的事情发生。

一位边缘型人格障碍者说：

"深陷于边缘障碍中的时候，'分裂'式思维就像是完完全全的现实转换——你记得自己之前的感受完全相反，但就是无法理解究竟为什么。就跟喝醉了似的，做了蠢事之后，第二天早上醒来时说：'我到底在想什么？'"

标准 3 与标准 7：不稳定的自我形象[1]与空虚感

在青春期，我们的核心价值观和信仰还未完全形成。随着我们逐渐成熟，大多数人会形成稳定、真实的自我形象。但边缘型人格障碍者却无法如此。扮演丈夫或者母亲这样的角色，能帮助填补一些空虚。但当这些角色受到威胁，比如自己的孩子开始独立，比如配偶威胁要离婚，角色这层外壳便破裂了。所以有的边缘型人格障碍者会采取极端手段来保持现状：比如指控另一半虐待孩子，以保住自己的监护权。

边缘型人格障碍者对自身有一个核心信念：自己是没有价值的。一位边缘型人格障碍女性说道："我的生活就是不断地努力做到'还不错'这样的程度。我总认为没人愿意待在我身边，没人关心我。我认为，只有做到完美，人们才有可能喜欢我。如果有人喜欢我，我会想他们在我身上看到了什么东西，而我自己却忽视了。当喜欢我的人与其他朋友一起的时候，我会很受伤，假装自己不在意。接着这一切还会反复发生。"

标准 4：冲动

在一次采访中，《揭秘边缘型人格障碍》一书的作者、医学博士罗伯特·弗雷德尔解释道：

"边缘型人格障碍者会对小事情做出强烈反应。接着很突然地，感性便占据了上风，大脑掌控冲动的部分无法调节情感的强度。焦虑与抑郁引起冲动。焦虑程度合理、有良好冲动控制能力的人会说：'我能做到的。我会好起来的。'但边缘型人格障碍者缺乏这样的克制[4]。"

冲动与边缘型人格障碍的其他特征密切相关。当边缘型人格障碍者沮丧时，他们便无法忍受，无法仔细思考问题——尤其是青少年。这样的沮丧会立即演变为一场危机，比如使用致幻药物，或者跑去与网上刚认识的人见面，搞不好最终

---

[1] 自我形象指一个人对自己所做的定位和判断。

导致不得不报警收尾。

标准 5：自残与自杀

米歇尔（Michelle）正处于青春期，她讨厌自己的外表。她把自己的腿打得青一块紫一块。玛吉（Maggie）往自己的手臂上倒开水，这样才能转移注意力，避免精神的痛苦。罗德（Rod）挠自己的脑袋挠到出血结痂。

自残有程度之分。有的只是揪自己的皮肤，有的会用剃刀在自己身上划口，深到需要缝针。其他自残方法有诸如烧伤、烙伤、扯伤疤、穿孔。自残成为一种强迫性行为，因为它在某种程度上有一些作用。压力越来越大的时候，便会通过伤害自己来缓解。

自残不是想死。自残的人只是想转移情感上的痛苦，想惩罚自己、麻木自己、缓解压力，想保持控制、表达愤怒、诉说痛苦。划伤好像会释放安多酚，安多酚是一种大脑中的化学物质，能使人感觉良好。

布莱斯·阿吉雷（Blaise Aguirre）是一位医学博士，他任职于美国马萨诸塞州贝尔蒙的青少年辩证行为疗法中心（Adolescent Dialectical Behavioral Therapy Center），是该中心的医疗总监。割伤自己的青少年通常认为自己比同龄人更敏感，比他人感知失去更迅速，也比他人需要更长时间回复到正常状态。当他们的父母看见他们的伤时，他们会编些谎话，比如"是狗咬的"。阿吉雷医生说，以下这些也许就是自残的迹象：

· 总穿长袖衣服
· 洗澡时间过长
· 类似打架的压力事件过后，会自我孤立
· 物质滥用加重
· 藏有尖锐物品，如剃刀、大头针、刀，以及一些急救工具，如消毒液、绷带等 [5]

自杀是另一回事，对有的人来说，死亡就像一个逃离的幻想。自残的人与这些企图自杀的人一样，他们并不是想死，而是无助急切地想要结束痛苦。

一位边缘型人格障碍女性说：

"我的绝望感让我想毁灭自己。我总是越来越疯狂。如果我滥用药物，吃了二百颗药，然后不满人们对此的反应，那么下次我会吃四百颗。我过去有一种难以抑制的、不理智的需求，我需要惩罚自己、毁灭自己。这就是我人生唯一的目的。空虚和寂寞很难忍受[6]。"

标准 6：情绪不稳定

情绪不稳定有以下三点：

- 对事情的感受过于强烈，远超过事情本身的严重程度
- 比起没有边缘障碍的人，强烈的情绪起伏过快
- 一旦引发强烈情绪，边缘型人格障碍者需要很长时间恢复正常情绪。

一位边缘型人格障碍女性回忆道：

"如果在回家的路上，我必须去超市买点东西，我会觉得很气愤，因为超市总是挤满人。如果回到家，女儿问我是不是心情不好，我会更生气，对她说话毫不客气，她也会还嘴。接下来的六十分钟左右，我都会怒火中烧，直到我喜欢的电视节目开始。看个五分钟，我的心情就好起来了，这时我就很难理解为什么女儿还在生气。我会想，难道她不知道争吵已经结束了吗？"

标准 8：极端愤怒

比起普通的愤怒，边缘型人格障碍者的愤怒更吓人、更令人惊诧。只需要一点点可以感知的变化，这种愤怒就会爆发。以下是一位非边缘型人格障碍者清晰地描述其伴侣的愤怒。

"她生气时，就好像在聚集什么邪恶的能量。她的眼睛会变得毫无生气，变

得空洞。她不会在乎我是谁，或者她自己是如何伤害我的。没有任何商量的余地，不可以讲理、理论。她无法理解更加理智的争论。

她会语速加快，开始加倍指责和贬低他人，变得居高临下、不理智、偏执。她的声音会变得尖锐急促，就像对着我开火一样。她走来走去的，说一些恐吓威胁的话，慢慢靠近我，使我越来越害怕。

尽管我竭尽全力希望让她冷静下来，但她生气时便不再是我认识的那个人，怎么都无济于事。不管我感觉多么煎熬，好像这种愤怒必须要自发地完全发泄出来，她才能慢慢平静。"

边缘型人格障碍者之所以愤怒如此强烈，有一部分是因为，语言无法让他人理解其感情之激烈与深厚。打个比方说就是，好像你去到了一个完全语言不通的国家，突然间你胸口疼痛、呼吸困难，这时你看见一个警官，便大声求救："我心脏病发作了！快叫救护车！"

然后警官诧异地看看你，说道："Quijibo oompa loompa snoo-snoo？"这是一种你完全难以理解的语言。此时你会感到恐慌，在沮丧和狂乱中，你会提高分贝，挥舞动作，"我搞不好就快死了！"

大体上，非边缘型人格障碍者与边缘型人格障碍者，有时就好像说的是不同的语言。边缘型人格障碍者的极端愤怒，成了抒发即时需求的一种途径——好似一种求救呼叫。另一种解释是：依赖性导致愤怒。边缘型人格障碍者感到，别人有能力定义他们是什么样的人。对边缘型人格障碍者来说，更难的是，他人可以给予爱，也可以在一瞬间收回这样的爱。所以说，别人小小的动作，就能使边缘型人格障碍者感觉良好或者完全失控。

标准9：分离（dissociation）

所谓分离，就是使人感到好像在自己身体之外观察自己，熟悉的物体会显得陌生。你是否有这样的经历：无意识中反复地阅读同一段话，或者在开车的时候，发现自己在一英里前 [1] 就该右转了。这在心理学上就叫作"分离"。更加关注精

---

[1] 一英里约为 1609.344 米。

神世界以外的现实世界，可以帮助减少这种现象，方法比如，在大脑中描述自己观察到的物体：我的冰茶放在这，在一个蓝色的玻璃面上，里面有三个冰块。

爱丽丝（Alice）是一位边缘型人格障碍者，她解释说道：

"边缘型人格障碍者许多时间都处于一种神志不清的状态，头脑一片混乱，现实世界就像离得很远。有时我完全不记得发生了什么，在一种大脑空白的状况下度过。有时，甚至在工作中，我都完全沉浸在情绪中，心思并不在工作上。"

解释边缘型人格障碍的综合方法

《精神障碍诊断与统计手册》的编写是为了帮助临床医生诊断。要想更好地理解边缘型人格障碍并实际观察，我们需要统一、综合的方法。我们可以将边缘型人格障碍的特征归为三类：控制思考的特征；控制感受的特征；控制行为的特征。尽管情绪影响感知，但这些因素通常逐一发挥影响，像多米诺骨牌一样。

假设你看见一个朋友正在过街，你可能冲他打招呼并挥手，但他忽视了你，你便感到有些受伤，还有些生气。于是你便没有邀请他来你的独立日野餐聚会。后来，你才发现他有点聋。你的思考是：他忽视了你；你的感受是：伤心气愤；你的行为是：不请他参加聚会。

边缘型人格障碍思考、感受、行为特征	
思考： 破坏感知与理性	• 分裂（极端理想化或彻底贬低） • 压力所致的偏执或严重的分离（心不在焉），较为短暂
感受： 情绪不规律， 易变	• 情绪激烈、不稳定，对环境变化反映强。易怒或焦虑，通常持续几个小时或几天。强烈的绝望感、不快 • 疯狂地避免想象或现实中的抛弃 • 空虚、自我认同的缺失，导致情绪更加复杂

边缘型人格障碍思考、感受、行为特征	
行为： 冲动行为	• 至少在两个潜在自我伤害行为方面很冲动（如消费、性、物质滥用、鲁莽驾驶、暴饮暴食） • 不合适的、强烈的愤怒或难以控制愤怒（如频繁发脾气、生气时间长、时常打架斗殴） • 过度消费、攻击他人、自杀、自残、物质滥用、饮食失调等"痛苦管理"行为。
这三个方面导致不稳定、情绪强烈的人际关系，其特征便是分裂（极端理想化或彻底贬低）	

思考受影响

当然，分裂是主要的认知缺陷，其他的认知扭曲 [1] 都排在其后。认知扭曲对思考的影响，就像近视对视力的影响。认知塑造我们的现实，决定我们如何应对他人、应对不同的情境，认知是自动的、习惯成自然的、无形的。需要注意，每个人或多或少都需要应对认知扭曲。但正如下面的表格所示，对边缘型人格障碍者来说，认知扭曲会极端得多（请注意"感受等同事实"这类认知扭曲，因为后面还将提到）。

认知扭曲	边缘型人格障碍认知扭曲
感受等同事实：情绪会影响对人与事的解读判断	边缘型人格障碍者会做一些让人惊诧的解读、预设及推断，其结果可能与事实相去甚远。
仓促地下结论：在缺乏事实支撑时，做出消极的解读	即便过去的经验是积极的，边缘型人格障碍者仍会仓促地下结论。边缘型人格障碍者会忽略与结论相反的事实。

---

[1] 认知扭曲是一种思维的错误，造成了人类信息处理过程困难，最终导致心理障碍。

认知扭曲	边缘型人格障碍认知扭曲
揣测他人想法：认为他人对你的看法是负面的	边缘型人格障碍者假设他人把自己看作世界上最差劲的人。
小题大做：认为最坏情况会发生，而且没有补救措施	边缘型人格障碍者的小题大做可能导致仓促的决定、危险的行为，如自残、自杀。一件小事也会被当作世界末日。
责备：在逆境中把过错完全归咎于他人	边缘型人格障碍者不仅不接受自己观点反面的事实，而且还无限制地将其贬低。边缘型人格障碍者好像从不被追究责任。
忽视积极因素	与分裂相似，一些边缘型人格障碍者忽视一切自己或他人身上的积极因素。
心理滤除 (Mental filter)：沉浸于自我批评中，拒绝赞美。	边缘型人格障碍者的这种沉浸更为严重，深入骨髓。赞美会很快遭到被强烈的排斥。

感受受影响

《精神障碍诊断与统计手册》中与感受、情绪有关的边缘型人格障碍特征有：强烈的愤怒、易怒、恐惧被抛弃、持续的巨大空虚感。

边缘型人格障碍者的情绪的类别与其他人的相比没有什么不同。区别在于情绪的强烈程度。如果说常人的情绪区间是从 1（极端负面感受）到 10（非常正面的感受）的话，边缘型人格障碍者的情绪区间便是不可思议的从 0 到 11。

羞耻感是边缘型人格障碍者的标志，他们感到渺小、无能。一个时常感到羞耻的人，会认为自己无能、有缺陷、没有价值——而且并不是因为他们做错了什么事，仅仅因为自己的存在。

行为受影响

《精神障碍诊断与统计手册》中，与行为有关的边缘型人格障碍特征有：可能导致自残的冲动、多次自残企图或自残行为、难以控制愤怒。

争辩中将他人逼入死角、批评、责备、制造混乱，以及其他让你感到如履薄冰的行为，都是边缘型人格障碍特征，除此以外，还有边缘型人格障碍特征中最为典型的，便是《精神障碍诊断与统计手册》第四版文本修订本（DSM-IV-TR）中所描绘的："不稳定、情绪强烈的人际关系，其特征便是极端理想化或彻底贬低。"

其他边缘型人格障碍特征

下面是一些其他边缘型人格障碍特征：

不讲真话

还没有人正式研究过边缘型人格障碍者与说谎的关系，但据边缘型人格障碍者的家庭成员说，说谎是个主要问题——尤其对于父母来说。一位非边缘型人格障碍者在博客上说，他（她）发现边缘型人格障碍者家属的网站上，20%的调查与说谎有关。

边缘型人格障碍者可能会故意说谎（正如每一个人都会偶尔故意说谎），但也可能会无意识地说谎，或者有意无意地说谎。久而久之，谎言说得多了就变成了真实。有一些话语与其说是谎言，不若说是夸大了一些事实。当边缘型人格障碍者处于压力之下时，说谎会更频繁。下面是说谎的一些目的：

* 当某件事使边缘型人格障碍者脸上无光、感到羞耻时，他们会为了转移羞耻感而说谎。安吉林•米勒（Angelyn Miller）说："感觉自己没有价值的人认为，不管真话还是假话，自己必须把所有话都说对，才能展现出与自己内在不同的、更好的形象。懂得自尊的人，并不会感到自己必须伪装，如果犯了错，他们对价值的看法让他们勇于承认错误，因为他们深知，每个人都会犯错[7]。"
* 减轻非边缘型人格障碍者的恐惧，因为真相会使其排斥边缘型人格障碍者。
* 小题大做以吸引关注。

- 隐藏真实感受，以华丽的表象伪装。
- 在混乱的现实感中，帮助自己弄明白为什么某些事会发生在自己身上。

一位丈夫说道：

"经过数月的否认之后，她才终于承认借了很多钱还不上。我越问得多，得到的谎言也就越多。她发现我有欠单之后，她的谎言才少了些。然后她向我保证以后再也不撒谎了。后来她又开始撒谎，我完全对她失去了信任。"

对控制的需求

边缘型人格障碍者想要控制事态、控制他人，才能使自己混乱的世界预知性更强、更好管理。尽管边缘障碍者对控制的感受很不理智，任何威胁到边缘障碍者控制感的事情，都会遭遇边缘障碍者的反抗。如果你拒绝顺其心意，或许会被指责夺走了控制权。当非边缘型人格障碍者想要设置一些界线，或者回应挑衅时（哪怕是以一种理智、健康的方式），这样的情况就会频繁发生。

在非边缘型人格障碍者眼中，应付这样的控制策略无异于被操纵。在英文字典里，"操纵"（manipulation）一词指，有意通过间接、阴险的手段对他人施加影响。此处的关键词是"有意"，也就是说，操纵者事先仔细思考过自己的目的，并计划策略以实现目的。

但边缘型人格障碍者并没有想得那么远，他们非常冲动，无法缜密地做计划，他们的需求只有当前的最大需要。他们也并非偷偷摸摸的类型，而是直来直去以满足自己的需求。但真正的操纵者会在幕后秘密谋划。

当危机刚过去，有的边缘型人格障碍者意识不到自己的行为对他人的影响。克里斯（Chris）有一个边缘型人格障碍女友特里（Terry），他给特里写了一封长长的信解释自己为何与她分手，信中写道：

"你觉得自己有权对别人充满敌意，恶劣对待他人。但如果别人也不善待你，对你生气、回敬你，你就觉得这更加证明了，你从一开始就不该对别人好。你就是这样反复对待我的，为了一些莫名其妙的原因对我口不择言，我生气了，你却拒绝承认任何错误[8]。"

回顾过去，有的人会对自己的所作所为感到羞愧。可他们无法压制自己的情绪，下一次出现相同的情况，他们还是感到必须要这样做似的。这样只会造成恶性循环。

边缘型人格障碍的类型

边缘型人格障碍有两种类型：普通的低功能边缘型人格障碍与隐藏的高功能边缘型人格障碍，这两种类型有一些交集。你身边的边缘型人格障碍者是哪种类型，决定了你面临的问题。直白地说，第一种边缘型人格障碍者会寻求心理治疗，第二种会导致他人寻求心理治疗（见下一张图表）。

普通的低功能边缘型人格障碍

这类人是典型的边缘障碍患者，他们是第 1 章中提到的统计数字所包含的人。以下是一些普通的低功能边缘型人格障碍者的特征：

1. 通常通过损害自己的行为来应对痛苦，如自残、自杀。此类行为称为内化[1]（Acting in）。
2. 知道自己有问题，并急切寻求心理健康医疗体系内的治疗，有的还为了自身安全住院。
3. 日常工作生活困难，甚至可能被政府列为心理残疾。这便是所谓"低功能"。

---

[1] 经过多年积累，Acting in 一词的含义在心理学界颇为丰富，此处的"in（在……以内）"有几个常用含义，具体哪一个有时并不明确，这些含义包括："内化"至性格中、"洞察力（insight）"的增长、治疗"中"的表现等。此处译者结合语境与作者在文中的解释，将其译为"内化"（但请注意并非为"内化"至性格中，而是与下一个表格的"外化"相对应的含义）。

4. 如果同时还有其他障碍，如饮食紊乱或药物乱用，则该情况非常严重，应寻求专业治疗。

5. 家庭成员最大的挑战包括：寻找适合的治疗；处理危机（尤其是自杀）；愧疚感；治疗带来的经济负担。父母则害怕自己的孩子无法独自生活。

因为普通的低功能边缘型人格障碍者会寻求心理健康医疗体系的治疗，而隐蔽的高功能边缘型人格障碍者（接下来我们会谈到）则不会，所以前者及其治疗过程，才是边缘型人格障碍研究的真正对象。

隐藏的高功能边缘型人格障碍

不像普通的低功能边缘型人格障碍，高功能边缘型人格障碍有以下特点：

1. 否认自己有任何问题，哪怕再小的问题都否认。声称任何关系中的困难，都是他人导致的。若被家庭成员暗示可能有边缘型人格障碍，他会反称提出者才是边缘型人格障碍者。

2. 拒绝寻求帮助，除非有人威胁结束关系。若参与心理治疗，会回避自己的问题。若是与伴侣共同参与治疗，其目标是说服治疗师，自己是受害者。

3. 处理痛苦的方式是发泄愤怒，并指责家庭成员应为（存在或想象的）问题负责。

4. 外表傲慢、自信，以隐藏极低的自尊心，自尊心问题真正导致了其内在的混乱。通常在工作中表现正常，只会亲近的人有攻击性行为。家庭成员称，高功能边缘型人格障碍者让人想起化身博士[1]。

---

[1] 《化身博士》（*Dr. Jekyll and Mr. Hyde*），讲述亨利·杰基尔（Henry Jekyll）医生喝了一种试验用的药剂，在晚上化身成邪恶的海德先生（Mr. Hyde）四处作恶，他终日徘徊在善恶之间，其内心深处的内疚和犯罪的快感不断冲突，令他饱受折磨。《化身博士》是英国著名作家罗伯特·路易斯·史蒂文森（Robert Louis Stevenson）笔下的一本哥特风格的科幻小说。《化身博士》是史蒂文森代表作之一，因为书中人物杰基尔和海德（Jekyll and Hyde）善恶截然不同的性格让人印象深刻，"Jekyll and Hyde"一词成为心理学"双重人格"的代称。另外有同名音乐剧、电影。

5. 若同时有其他心理障碍，这些心理障碍同样存在高功能患者，如自恋型人格障碍。

6. 家庭成员最大的挑战在于：应付一些口头上、情感上，有时甚至是身体上的虐待；说服边缘型人格障碍者接受治疗；但是边缘型人格障碍者对自己孩子造成影响；不经意间丢失自信与咨询；不断尝试设置界线，又不断失败。目前，大多数"欢迎来到奥兹国"网络社区的成员都有一个边缘型人格障碍伴侣。

A.J. 马哈利（A. J. Mahari）曾是一名边缘型人格障碍者，目前已经恢复正常，他为我们揭示了隐藏的高功能边缘型人格障碍者如何在否认中生活：

"边缘型人格障碍者疯狂地找寻方法，满足自己的需求，逃避痛苦。在这个过程中会形成一层又一层的防御机制，这些防御机制会导致自我认知不稳定。所以，这些边缘型人格障碍者不能认识到，自己需要帮助。对他们来说，生活本就是一直以来的这个样子。经历的痛苦、问题、折磨是其他每一个人的错误和责任。许多边缘型人格障碍者缺乏一些理解，或者说没有这样一种自知，能让他们认识到自己需要帮助[9]。"

	低功能边缘型人格障碍者	高功能边缘型人格障碍者
应对方式功能	内化（acting in）：多数对自己有损害的行为，如自残。	外化（acting out[2]）：难以控制的冲动导致的愤怒、批评、责备。相较缺乏人际交往技巧，将自己的痛苦无意识地投射到他人身上，也许是更为重要的导致因素。

---

[2] Acting out 在心理学中指，与忍受、克制冲动相反的行为，此处译为"外化"，与 Acting in（内化）相对应。

	低功能边缘型人格障碍者	高功能边缘型人格障碍者
功能	低功能：边缘型人格障碍以及相关因素使其难以独立生活、胜任工作、管理财务等。通常家人伴其左右帮助生活。	高功能：边缘型人格障碍者表面正常，甚至富有魅力，但在表象下仍体现出边缘型人格障碍特征。有工作，而且或许非常成功。
寻求帮助的意愿	通常，自残及自杀倾向使其不得不接受心理健康服务（住院或门诊）。对心理治疗有较高意愿。	与未经治疗的酗酒者相似，否认自己的状况。对关系中出现的困难，边缘型人格障碍者拒绝承担责任，并拒绝治疗。当被质疑是否有边缘型人格障碍，会反称他人有边缘型人格障碍。在受威胁的情况下或许会接受心理治疗，但几乎不会认真对待或长时间接受治疗。
同时存在的其他心理健康问题	躁郁症与饮食紊乱需要药物治疗，并且是低功能的部分原因。	多数包括药物使用，或患有其他人格障碍，如自恋型人格障碍
对家庭成员的影响	家庭中心主要是实际问题，如寻求治疗、预防或减轻边缘型人格障碍者的自我损害行为、现实生活与情感上给予帮助。父母会感到极为愧疚，感情上负担过重。	无法确认边缘型人格障碍者的具体病症，其家人会责备自己，并想办法满足其情感需求。他们会尝试说服边缘型人格障碍者接受专业治疗，但不会起到作用。主要问题包括冲突频繁的离婚及抚养权纠纷。

正在接受治疗的边缘型人格障碍者爱丽丝说：

"边缘型人格障碍者可以表现得很完美，犹如在舞台上一样，因为在不同的情境里，他们扮成不同的角色。在公共场合，（一个隐藏的高功能边缘型人格障碍者）会变成另一个人，一切都在掌控中，他们不会表现出边缘型人格障碍行为，因为在那个时间内，其人格的那一面完全不存在。边缘型人格障碍者真的相信一切都在掌控中，所以便也以这样的人格行事。

然而，表象无法永远地骗过所有人。一旦某个因素引发了另一面，而且这个因素足够强烈，那它便会占据上风，边缘型人格障碍者就会完全失去控制感。"

两种特质皆具的边缘型人格障碍者

许多边缘型人格障碍者既拥有普通的低功能特质，又拥有隐藏的高功能特点。作家雷切尔·赖兰是一个典型的具有两种特点的边缘型人格障碍者。当她暗示自己要举枪杀死自己时，心理医生让她住进精神病院。但她也是一位全职妈妈，而且在教堂的活动中很活跃。尽管她将许多东西发泄到丈夫和心理医生身上，但她还是能对家庭以外的大多数人展现出正常的一面。

儿童与青少年边缘型人格障碍

布莱斯·阿吉雷医生说，根据《精神障碍诊断与统计手册》，如果症状超过一年，那么孩童时期也可以确诊边缘型人格障碍。他见过十三岁的孩子符合诊断标准。父母通常认为边缘型人格障碍的特征要在青春期才开始显现。

青少年时期的边缘型人格障碍症状与成年人的差别不大：自残（包括穿孔）、物质滥用、滥交、愤怒（尤其是在想法不能得逞的时候）、过于理想化与彻底贬低自己的朋友和家人、自杀念头与自杀尝试。

临床医生们认为，最好的早期干预就是有规律的、持续的关怀。给予关心的人需要注意环境变化可能导致的影响。比如，关心者眼中的世界与孩子眼中的世界可能并不相同。最重要的是要缩小这个间隔——责备父母或孩子是不行的，而要靠发现问题，并与熟悉边缘型人格障碍的家庭心理治疗师共同应对。对于许多没有跟上现时研究的心理治疗师来说，这一点急需了解。

成年男性边缘型人格障碍

据《精神障碍诊断与统计手册》，边缘型人格障碍者中成年男子比例约为25%，也就是说每四个边缘型人格障碍有一个成年男性。这个比例或许应该还会高一点——"欢迎来到奥兹国"上，为伴侣而注册的非边缘型人格障碍成员中，半数是女性（而且她们的边缘型人格障碍男性伴侣通常还有自恋型人格障碍）。目前，对于男性边缘型人格障碍者如何表达，或为女性设计的治疗项目对男性效果如何，这两点我们知之甚少。为什么对于男性边缘型人格障碍，我们更加缺乏了解呢？以下是一些原因：

男性更少寻求专业帮助

一再有研究表明，对于不那么复杂但同样严重的心理健康问题，如抑郁，男人甚至不会寻求治疗，更不要说边缘型人格障碍。许多男人认为承认自己的感受，尤其是与边缘型障碍沾边的脆弱和对抛弃的恐惧，是很"没有男子气概"的。

临床偏见

有研究发现，加州一家心理健康机构的五十二个专家评估病人病历时，他们无法准确诊断男性是否有边缘型人格障碍——尽管其症状与女性病例中的相差无几[10]。

这样的结果解释了，男性的愤怒与女性的愤怒为何有不同的解读方法。安德烈·勃兰特（Andrea Brandt）说："极大程度上，女人的愤怒是不理智、头脑发热、过于情绪化的。另一方面，男人的愤怒非常有力，且攻击性强[11]。"

文化影响

社会影响使男人不会透露自己对抛弃的恐惧，或其他情感上的脆弱，而这些都是边缘型人格障碍的标志。男人理应有"男子气概"，理应无惧，理应用尽少的承诺"征服"更多地女人。如果一个男人不幸被婚姻"捆绑"，他应该是婚姻中掌握主动的人，这样才能免得被视为过于软弱。

最重要的是，如果一个男人的自信达不到期望值，或者说如果他感到孤独、抑郁、惊吓，在"男性的规则"中，他也不应该显露这些情绪。然而，愤怒是被允许的。在有的情况下，甚至打人都被视为都是正确的。

边缘型人格障碍男性与家庭暴力

想象自己在世界上最大的恐惧是被抛弃，而且你是一个男人，并且这样的恐惧仅次于看到镜中空洞的、没有价值的自己。想象将这样的感受分享给别人，而你害怕这些人排斥你，这是多么困难，更不要说寻求专业治疗了。

这些感受必须要有出口。有的男人使用与边缘障碍女性相同的情绪出口，比如尝试自杀。许多男人（或许多于女人）会用酒精与药物（如可卡因、冰毒）麻痹自己。然而，也有一类男人，将自己的情绪导向愤怒与攻击性，这样更容易被社会接受。

男人和女人都会将自己对抛弃的恐惧表达为身体上的攻击，攻击的对象是他们痛苦的"原因"。然而，男人的暴力级别往往更为致命。背叛被发现、（真实或想象的）抛弃行为都可能引发一些外化行为，如踢门、强迫的性行为、阻拦伴侣逃离、用武器威胁伴侣。有的还会有控制和跟踪行为，如窃听电话、秘密安装摄像头、雇私人侦探。

这样的攻击行为通常导致实施者被误诊为反社会型人格障碍[1]，青少年则会被误诊为品行障碍[2]。结果是，这些人没能接受正确的治疗。他们只是被监禁起

---

[1] 反社会型人格障碍属于人格障碍之一，多见于男性。它是一种犯罪型人格障碍，其特征行为是情绪的暴发性，行为的冲动性，对社会对他人冷酷、仇视、缺乏同情心，缺乏羞愧悔改之心和不负责任的方式。

[2] 品行障碍指 18 岁以下儿童青少年期出现的持久性反社会型行为、攻击性行为和对立违抗行为。这些异常行为严重违反了相应年龄的社会规范，与正常儿童的调皮和青少年的逆反行为相比更为严重。

来了而已。其实，太多边缘型人格障碍男性都被关过，以至于在监禁场所，已经形成了一套针对男性罪犯的辩证行为疗法[12]。

性外化

玛丽·盖伊（Mary Gay）是一个心理治疗师，她治疗过许多边缘障碍男性，她发现边缘型人格障碍男性常有成瘾的、不能自控的性行为，包括定期找妓女、风流韵事多、去脱衣舞厅、痴迷情色作品、偷窥、裸露、执迷于手淫[13]。

一位边缘障碍男性的自我伤害方式便是高危险性的性行为，他说：

"我讨厌自己的一点就是不受控的性行为，完全是无法自拔，就像一只隐形的手抓着我的领子，拖着我去做一件事。我需要痛苦和堕落。我给自己的伴侣也带来了危险，这让我感到非常愧疚，这种愧疚破坏我内在的一些东西。但当内心的孤独感强烈起来，性是唯一能平息恐惧的手段。"

边缘型人格障碍老人

随着年龄增长，到了五十岁以上，人是否会渐渐摆脱边缘型人格障碍？对此，专家们意见不一。主流观点是持肯定意见，但这并不是最终定论。国家精神卫生研究所（National Institute of Mental Health）的吉姆·布莱林（Jim Breiling）博士说，尽管有的研究表明，年龄增长会减轻一些效果，但这个问题还需要更多的调查研究[14]。

同时存在的其他心理障碍

大多数边缘型人格障碍者都同时患有其他脑部障碍。这些障碍相互影响，使得情况更为复杂。

根据全国心理疾病联盟，同时存在的其他心理障碍中，抑郁症是最常见的（高至70%，然而有其他来源认为，抑郁症几乎是普遍的）。其后是物质滥用（35%）、饮食紊乱（25%）、自恋型人格障碍（25%）、双相障碍（俗称躁郁症，15%）、表演型人格障碍[3]（比例未知）15。

抑郁症

抑郁症在边缘型人格障碍者中几乎是普遍存在的，抑郁症会使边缘型人格障碍者更难治疗，尤其是抑郁症比较严重时。抑郁症的症状包括：过度悲伤；恐惧被抛弃；丧失活力；强烈的愧疚感、紧张感、无助感、无望感，并感到自己没有价值。

物质滥用

接近 1/3 的物质滥用者（即滥用并重度依赖酒精或药物者）同时有边缘型人格障碍。反过来，半数边缘型人格障碍者有物质滥用障碍，其范围很广，从酒精到处方药，甚至可卡因、冰毒等非法药物。

物质滥用及依赖本身就是一种障碍症，但同时也是《精神障碍诊断与统计手册》第四版修订本（DSM-IV-TR）中边缘型人格障碍的定义之一（第四项特征：至少两项自我损害行为的冲动）。边缘型人格障碍者也许会利用酒精或一些药物来暂时缓解情感上的痛苦。许多药物滥用障碍临床医生认为，药物滥用及依赖本身是主要问题，却忽视了潜在的边缘型人格障碍因素。

对滥用药物的边缘型人格障碍者来说，药物治疗与心理治疗效果均有明显下降，并且自杀风险增大，还伴有其他严重的心理问题16。如果边缘障碍病人仅接受药物滥用治疗，不接受边缘型人格障碍治疗，复发概率更大，而且可能采用另一种不健康的机制代替药物。心理医生罗伯特·弗雷德尔在美国国会上说过，病人在解决边缘型人格障碍问题之前，应该先治疗物质依赖。否则，就几乎没有希望控制住边缘型人格障碍17。

---

[3] 表演型人格障碍（histrionic personality disorder），又称寻求注意型人格障碍或癔症型人格障碍，女性较多见。男性表演型人格障碍者的表现也没有不同于女性的特征，但年龄多在 25 岁以下。此型人格障碍以人格的过分感情化、以夸张言行吸引注意力及人格不成熟为主要特征。

饮食紊乱

物质滥用在边缘型障碍男性中更为常见，饮食紊乱（尤其是暴食症[1]）则在女性中更普遍[18]。

有厌食症[2]的人会把自己饿到有危险的地步。一些专家认为这是自残的一种替代，也是另一种获取控制的方式。一位边缘型人格障碍者说："曾经有人说我太瘦了，肯定是我这个人有什么问题，这反而刺激我掉了更多体重。这是属于我的，是少数人才能完成的。是由我控制的。"

有暴食症的人会大吃大喝，然后又会排斥食物，他们会选择呕吐，或者灌肠、过度锻炼、滥用泻药。长期影响包括胃破裂、牙缺失，甚至死亡。

自恋型人格障碍

在一部受欢迎的电视卡通片里，一个女孩在父亲节把自己精心创作的画送给了爸爸，爸爸说："谢谢你。"但女儿开始抱怨，因为爸爸明显就表现出更喜欢儿子的礼物：一个从礼品店买的"真正的"礼物。为了安抚她，爸爸把她的画贴在冰箱门上。但那张画因为太重贴不牢，掉到地上湿透了。女儿哭着跑开了，不解的爸爸问妻子，怎么女儿明知道今天是属于父亲的节日，还这么不愉快。

这里的情节只是卡通片，但其中的描绘对自恋型人格障碍者来说，绝不算夸张。据"欢迎来到奥兹国"成员的经验，尤其是边缘型人格障碍者的伴侣和已成年的孩子透露，隐藏的高功能边缘障碍者患有自恋型人格障碍，或拥有自恋型人格障

---

[1] 暴食症在医学上属于进食障碍的一种，称为神经性贪食症。神经性贪食症以反复发作性暴食，并伴随防止体重增加的补偿性行为，以及对自身体重和体形过分关注为主要特征。主要表现为反复发作、不可控制、冲动性地暴食，继之采取防止增重的不适当的补偿性行为，如禁食、过度运动、诱导呕吐、滥用利尿剂、泻药、食欲抑制剂、代谢加速药物等。

[2] 厌食症，也就是神经性厌食，指个体通过节食等手段，有意造成并维持体重明显低于正常标准为特征的一种进食障碍，属于精神科领域中"与心理因素相关的生理障碍"一类。其主要特征是对体重和体型的极度关注，强烈害怕体重增加和发胖，盲目追求苗条，体重显著减轻，常有营养不良、代谢和内分泌紊乱，如女性出现闭经。严重患者可因极度营养不良而出现恶病质状态、机体衰竭从而危及生命，5%~15% 的患者最后死于心脏并发症、多器官功能衰竭、继发感染、自杀等。

碍特质，是非常常见的，尤其是男人。实际上，在"欢迎来到奥兹国"边缘障碍者女性伴侣中，差不多有 75% 的人都表示，自己的丈夫或男友，既有边缘型人格障碍，又有自恋型人格障碍。

边缘型人格障碍者依赖亲密关系来满足自己对爱无止境的需求。但对自恋型人格障碍者来说，比起真正的关系，他们更需要不断地被崇拜，需要特殊对待，并确保自己的优越地位。此类障碍的一个标志是，自恋型人格障碍者的同理心[1]（empathy）很弱，也就是说，他们很难站在他人立场上为他人着想。对自恋型人格障碍者来说，他人的作用仅仅是满足自己的需要。

自恋型人格障碍者也许还非常有魅力、自信，甚至可能有些自大。他们也许会高估自己的能力，并夸大自己的成就，贬低别人的成就，但不要被这样的表象蒙蔽了。从内在感受上来说，边缘型人格障碍与自恋型人格障碍有许多相同之处。

自恋型人格障碍者夸张的表象之下，是一颗缺乏自尊、没有安全感的内心[19]。贝弗利·恩格尔（Beverly Engel）在其新书《杰基尔与海德综合征》[20]（*The Jekyll and Hyde Syndrome*）一书中说道："自恋型人格障碍者其实比大多数人更需要他人。让他们承认一段关系对其很重要，等同于使其直面自己的缺失感。这会反过来营造出一种无法忍受的空虚、妒忌、怒火。如果任何人越过了这样的底线，或者以任何方式去刺激自恋型人格障碍者，如果任何人强迫他们面对自己或面对现实，都必将付出极大的代价[21]。"

双相障碍

因为边缘型人格障碍者和双相障碍者都有剧烈的情绪波动，通常容易被弄混。若有人两种障碍都有，情况就更为费解。

双相障碍会造成强烈的情绪波动——从极度兴奋或易怒，到悲伤和绝望，再反复循环，中间阶段通常有一些普通程度的情绪。情绪变化决定活力与行为巨大

---

[1] 泛指心理换位、将心比心。亦即设身处地对他人的情绪和情感的认知性的觉知、把握与理解。主要体现在情绪自控、换位思考、倾听能力以及表达尊重等方面。

的转变。高潮期和低潮期被称为"躁期"和"郁期"[22]。

一个周期（Cycle）就是一个双相障碍者从"躁期"到"郁期"完整过程的时间段。对不同的人，这些周期频率和时间长度有所区别，从五年一周期到三个月一周期不等。双相障碍的一个分支是快速循环型双相障碍，其周期更短，但不及有双相障碍的边缘型人格障碍。

弗雷德尔博士说，边缘型人格障碍和双相障碍主要有两个区别：

1. 边缘型人格障碍者的周期要短得多，通常一天几次。
2. 生活中正在发生的事情对边缘型人格障碍者的情绪影响更大，不管是正面情绪还是负面情绪都是如此[23]。

玛莎·M. 林内翰（Marsha M. Linehan）是华盛顿大学的心理学教授，她说，双相障碍者的情绪波动非常广泛，而典型的边缘障碍情绪波动则更为具体。她说道："有起伏的恐惧、起伏的悲伤、起伏的愤怒、起伏的厌恶、起伏的爱[24]。"

表演型人格障碍

许多边缘型人格障碍者已成年的孩子认为，自己的父母有表演型人格障碍（histrionic personality disorder）的特征。这些特征包括：极度的自我中心意识或非常有魅力；过度表现情绪；对关注的过度需求远超边缘型人格障碍范畴。表演型人格障碍者或许会让人觉得很有魅力，他们也许会利用自己的外表来吸引注意力，他们通常是众人的焦点，但当他们无法得到自己想要的东西，一切便不那么美好了。

3　边缘型人格者的行为表现

每个人都会离开我。彼此都心知肚明。为什么？因为我伤害的只有我爱的人。

我感到好像必须要给他们一个离开的理由，尽管对我来说，被抛弃比什么都可怕。

——玛丽·安（Mary Ann），一个边缘型人格障碍女性

当非边缘型人格障碍者们加入"欢迎来到奥兹国"时，他们发现自己的故事并不是独一份的。相似的，不仅仅是边缘型人格障碍家人的表现（如果这些患者都符合诊断标准的话，这一点也在意料之中），真正让新成员感到震惊的，是边缘障碍者与非边缘障碍者之间的心理作用，这样的心理作用哪怕在不同的家庭，都是如此相似。比如，那些一再传入耳中的话语就体现了这一点：

- "我一再告诉她（边缘型人格障碍者）我不恨她，我爱她，但她不愿意相信我。"
- "我的丈夫是边缘型人格障碍者。他是我见过最聪明的人之一。但在了解我的感受这件事上，他是个白痴。"
- "如果我想自己待会儿，她就觉得我是排斥她，就会大哭。"
- "我的丈夫在急诊室工作，在压力下也能保持平静。但如果有人惹他生气，他就会把气撒到我身上，还说他自己也控制不了自己。"

- "她一直说：'你从不爱我，没有真的爱我。'如果我向她保证我爱她，她就摇头否认，不愿意相信我。"
- "我的妈妈是边缘型人格障碍者。她总是颠倒黑白，在她口中，她自己总是受害者，而我是一个难搞的人、一个不可理喻的人、一个仇恨她的人。"

本章将讲解，边缘障碍者与非边缘障碍者之间的关系：不良相处模式使人如履薄冰，好像被束缚住。请仔细阅读此章。要理解你与家庭成员之间的冲突，理解讨论中使用到的术语和概念非常关键，这些术语和概念也会在其他章节里多次出现。

大多数边缘障碍行为并非有意

由于缺乏边缘型人格障碍的相关教育，边缘障碍者的家庭成员完全从私人角度看待边缘障碍者的行为——尤其是隐藏的高功能边缘障碍者。这就造成了许多不必要的痛苦，因为边缘型人格障碍者的行为并非是有意的。这样想吧：如果一个情形会使某人愤怒、不快、痛苦，那这个人为什么要"选择"进入这样的情形呢？

下次起冲突时请注意边缘障碍者的脸，脸上的表情一定不会是兴奋与满足。他（她）的嫉妒、愤怒、批评以及其他疯狂的行为，看起来会使他（她）自己快乐吗？恰恰相反。毕竟，高达 1/10 的边缘型人格障碍者有自杀行为，这是个很痛苦的人群。

以下这些同理心训练，会帮助你更好地了解边缘型人格障碍行为。

从边缘型人格障碍的视角来看世界

此项同理心训练总共需要两个月。你需要一本厚厚的空白笔记本。请注意：务必在完全阅读此部分之后，再开始训练。

第一周：回忆自己公开受过的羞辱，从小学开始，记到本子上。暂时暂停记录与家人有关的事情。

第二周：回顾自己的人生，从最早记事的时候开始。回想家人的所言所行而给你造成的巨大痛苦。在脑海中将这些感受汇集到一起。接下来，回想另一半的所言所行而给你造成的巨大痛苦。

第三周：记下你对某人极度生气的瞬间。你是否有过，气得想狠狠往墙上扔东西？甚至在怒不可遏的时候，想冲让你生气的人扔东西？

第四周：重复之前的训练，并思考以下问题：你是否有过轻生的念头？你是否有自己难以控制的东西，比如暴饮暴食？记下所有你讨厌的自己身上的东西。

第五周：回想你曾经对别人造成的伤害。你曾否对小孩毁约？或者给出不公平的惩罚？

第六周：翻看你的笔记本。对记下的每一件事，都将责任和过错记到别人身上，不管看起来有多么荒谬，都怪到另外的人身上。隐藏的高功能边缘型人格障碍者就总是这么做。心里默念："不是我的错。是他（她）的错。"体会这样做带来的如释重负之感，就像将烫伤膏涂抹到皮肤上，淡化情感的疼痛。

第七周：现在做一些普通的低功能边缘障碍者会做的事：为每一件痛苦的事情怪罪你自己。如果你的父母忘记你的生日，请相信一定是因为你做错了事。或者这样想，你本人完全没有价值，所以你的生日不值得被人记住。

第八周：现在是最复杂的任务了：花几个小时看自己的笔记本，然后沉浸在笔记本所记的事里，里面记的每一件事都很重要——甚至是那些相互矛盾的笔记，比如责备你自己和责备其他所有人。其实，某种意义上，这些相互矛盾的事情更为重要。接着，你发现自己很难去想其他事情，很难做任何事情。这时，想哭的话不必压抑自己。

解读训练

如果你准备出门买笔记本的话，还是算了吧。或许，光是阅读训练内容就足以让你体会边缘型人格障碍的世界。想象一下，每天 24 小时，每周 7 天，都生活在这样的情绪波动中，并且置身于以下情境。你会如何反应呢？

- 你正在工作，你的老板因为你的工作表现批评你。

- 你的女儿说她恨你。

- 你错过了公交车，而且正在下雨。

- 你参加了一个面试，他们没有选择你。

- 你感兴趣的人对你说他（她）"只想做朋友"。

　　面对这些日常生活中的挑战，常人也很难保持自尊并笑对生活，更别说边缘型人格障碍者。边缘型人格障碍者常感到很"受伤"（很难找到其他合适的词汇）。当他们相信别人是有意伤害自己时，他们的痛苦便包括这样的疑问：为什么本该爱自己的人会如此伤害自己？

　　若你想要帮助他们——比如说，带着"罗密欧与朱丽叶"式、英雄的、深沉的、一见钟情且炽热的爱，去拯救他们时，他们会（无意识地）抓住这个机会，逃离自己可怕的心理牢笼。也难怪边缘型人格障碍者的爱这么快速、强烈，又不顾一切。

那些给关系带来挑战的边缘障碍特点

　　边缘型人格障碍者有以下四个特点，这些特点都会让一段关系异常艰难：

　　1. 幼稚的特点和防御机制：非边缘障碍者认为，与边缘障碍成年人进行谈话，就像和孩子争论一样。因为从心理发展的角度来说，他们的确是在和小孩子争论。

　　2. 低情商：聪明的办法不止一种。这世上除了可以测试智力的智商，还有情商。情商是监控情绪的能力（既包括自己的，也包括身边人的），以及在此基础上指导自己思考和行为的能力。

　　3. 对拒绝很敏感：除了害怕被抛弃，边缘型人格障碍者对排斥也过于敏感。当什么都没发生时，他们也会焦虑地等待其出现，接着便会做出过度反应。所以说哪怕一点点怠慢（哪怕只是边缘障碍者的感觉），也会导致巨大混乱。

　　4. 冲动性攻击：当不愉快发生、当微妙的平衡被破坏、当情绪的过山车来了个180度急转弯，冲动性攻击便在所难免。这样的攻击既可能向内部转化（自残、自杀），也可能向外部转化（暴怒、谩骂、家庭暴力）。

幼稚特点

在社交场合与公共场合，边缘型人格障碍者看上去与其他成年人一样成熟。如果能够钻进边缘型人格障碍者的心里，你会发现他们很脆弱、害怕，而且非常需要帮助，就像一个第一次被父母单独留在家里的小孩。

感受模式

杰弗里·杨（Jeffrey Young）是图式治疗[1]的创立者，他相信，边缘型人格障碍者有四种"孩子气模式"：被抛弃、虐待的孩子；愤怒、冲动的孩子；父母严苛；保护者。

- **被抛弃、虐待的孩子**：被抛弃的孩子会感到孤独、悲伤、被误解、无人支持、缺陷感、被剥夺、不知所措、需要他人、担惊受怕、焦虑、受害、不可爱、懦弱、受排斥、悲观。在低功能边缘型人格障碍者中，这种类型很容易发现。玛丽莲·梦露与戴安娜王妃身上便流露出这样的特质，据说这两位都有边缘型人格障碍。
- **愤怒、冲动的孩子**：因为核心情感诉求及身体需求没有被满足，愤怒的孩子常被激怒，时常沮丧、缺乏耐心。这类人只专注于自身，缺乏控制，依自己的意愿做事，以达成自己的目的。
- **父母严苛**：如果孩子表达了自己的需求和感受，或者犯了错误，严苛的父母会惩罚自己的孩子。这导致，边缘型人格障碍者充满仇恨、自我批评、自我否认，也可能会伤害自己。
- **保护者**：边缘型人格障碍者保护自己的方式，是通过与他人隔绝开来，断绝自己的需求与感受。这会导致空虚与无聊，并进一步导致物质滥用、自我放纵、自残 1。

---

[1] 图式治疗是杰弗里·杨及其同事创立的整合性理论，它充分扩展了传统认知行为的治疗方法和概念，融合了认知行为、依恋、格式塔、客体关系、建构主义和心理动力学等理论，形成了丰富统一的治疗模型。

原始保护机制

保护机制是一种心理策略，有一些想法和感受会让我们感到很糟糕，这样的策略就是要避免自己想起这些东西，尤其是关于我们自己的。最常见的保护机制就是合理化，也就是说，对于想要做的事情，我们会给出很好的理由。如：我还是把最后一块蛋糕吃了吧，吃光可以把盘子洗了。

从孩童时起，我们就开始动用保护机制，不过方法还比较简单。原始保护机制包括分裂、分离、否认、外化。

随着年龄增长，对于社会环境也更熟悉，我们中的大多数人都会从"原始"保护机制转向更成熟更复杂的保护机制，如合理化。然而，边缘型人格障碍者成年后仍然使用原始保护机制。所以与边缘型人格障碍者互动，总让人感到在与小孩交流[2]。

低情商

情商测量的是一个人的自我意识、个人激励、同理心，以及爱人与被爱的能力（与朋友、伴侣、家人）。

情商概念解释了，为什么边缘型人格障碍者哪怕拿了几个博士学位，说不定还是名声不错的门萨会员[1]，却无法察觉到他人的感受。在边缘型人格障碍者脑中，情商理论不起作用。尽管如此，研究情商的社会科学家和研究边缘型人格障碍者的学者，好像已经有了一些合作。

畅销书《情商：为什么情商比智商更重要》（*Emotional Intelligence : Why It Can Matter More Than IQ*）阐释了，我们思考这些问题的方式：为什么有的人过上快乐、成功的生活，而有的人不能？在书中，作者丹尼尔·戈尔曼（Daniel Goleman）说，情商可以分为以下五个方面：

1. 认识自己的情绪

2. 管理情绪

---

[1] 门萨是世界顶级智商俱乐部的名称，最大特色为该会以智商为唯一入会标准，于 1946 年成立于英国牛津，创始人是律师罗兰德·贝里尔（Roland Berrill）和科学家兼律师兰斯·韦林（Lancelot Ware）。

3. 自我激励

4. 察觉他人的情绪

5. 正确处理关系 [3]

　　边缘型人格障碍似乎会削弱人们在五个方面的能力。

认识自己的情绪

　　有一些边缘型人格障碍者能够意识到并准确描述自己的情绪，但并非所有边缘障碍者都是如此。首先，他们的情绪变化非常剧烈且快速，旁人很难适应——甚至他们自己都很难适应。其次，一些边缘型人格障碍者很难将自己的情绪与他人的情绪分开。只有知道自己的感受，才能知道自己是谁。边缘型人格障碍者如果分不清自己与他人的感受，就会遭遇认知问题。

控制情绪

　　临床医生所说的"情绪调节异常"是边缘型人格障碍的一大特点。

自我激励／冲动

　　激励的一部分与控制冲动行为的能力有关，尤其是那些强烈情绪导致的冲动行为。

　　戈尔曼说："克制冲动也许是最基本的心理技巧。克制冲动是所有情绪自控的基础，因为情绪本质上会引起各种各样的行为冲动。"有一个实验测试的是4岁孩子抗拒诱惑的能力，实验发现，能够延迟满足 [1] 的孩子，在青少年时期，有更强的社会能力、更专注、能更好地应对沮丧 [4]。

---

[1] 延迟满足是指一种甘愿为更有价值的长远结果而放弃即时满足的抉择取向，以及在等待期中展示的自我控制能力。它的发展是个体完成各种任务、协调人际关系、成功适应社会的必要条件。

察觉他人的情绪

正如我们刚才说的，有一些边缘型人格障碍者难以识别自己的情绪，更不要说别人的情绪。边缘型人格障碍者会误解许多情绪，比如，当他们看到别人生气，尽管并不是对他们生气，他们也会觉得是在对自己生气。接着他们会过于在意、放大这件事情，好似生气就代表着这个人最终会抛弃或者伤害他们。

但大多数时候，边缘型人格障碍者很害怕自己与他人产生距离感，而且非常需要他人的注意，所以很容易忘记，别人也有自己的需求。这样的情况在两种关系中最为棘手：边缘型人格障碍者父母及其非边缘障碍子女（父母与子女的关系被颠倒了，这对孩子很不利），以及情侣/婚姻关系（非边缘障碍伴侣期待双方能更加相互体谅）。

正确处理关系

正确处理个人情绪对亲密关系尤为重要。情绪自控包括有耐心，以及冲动、愤怒、痛苦等感受的适度。要做到情绪自控，需要人有很好的自我认识，以及正反两面看待他人的能力，还有辨别他人需求的能力。那些能让我们更加喜欢自己的人，我们都想与之相处。如果与某人相处让我们感到安全，并且，因为相处带来的舒适感让我们愿意展现自己的脆弱和敏感点，那就会产生信任。信任，就像是任何关系中的"硬通货"，不管对管道工，还是心理医生来说，都是如此。我们更愿意相信这样的人：

- 接受真实的我们
- 让我们感到安全
- 不会伤害、背叛或者嘲弄我们
- 不期待我们一切都完美
- 始终如一、可靠
- 诚实、公平
- 尊重人与人的界线
- 与他们在一起，我们能没有顾虑地谈自己的想法与感受边缘型人格障碍者不具备其中一些品质。边缘型人格障碍的悲剧之处在于，障碍者渴望亲密、安全的关系，但边缘障碍又使他们失去了以上这些品质，而他们渴求的关系又恰恰需要这些品质。

对拒绝很敏感

每个人都会面对他人的排斥、拒绝，从幼儿园起，我们就会遇到不愿意分享橡皮泥的小朋友，到了毕业晚会，可能会面临无人邀请的尴尬。排斥有大有小，小到上述这些问题，大到被解雇，或另一半要求离婚。哪怕一声训斥也可能对我们造成巨大的伤害，把我们的自尊打得烟消云散。

对排斥的敏感可以分为许多不同的程度，有办公室里面从来意识不到别人不喜欢自己的粗人，也有边缘型人格障碍者。边缘型人格障碍者比大多数人更害怕被抛弃，同样地，他们对排斥也更为敏感。边缘型人格障碍者本就情绪沮丧、自尊较低，所以排斥也总在其预想之中。非洲大草原上的长颈鹿，在水坑边上喝水的时候也要时刻提防猛兽，边缘型人格障碍者就像胆战心惊的长颈鹿一样，时刻警惕各种否定和排斥的信号，从最细节的事情里面发现怠慢。

一旦对排斥很敏感的人坚定地认为某人拒绝了他，他就会在没有确认事实的情况下，立马总结这其中的原因，并带着敌意回应。

一位边缘障碍男性如此描述：

"有的小事情可能会说明别人恨我，或者别人不希望和我在一起，我会持续不断地对这样的迹象过分关注。当我和男朋友一起做些安静的事情，比如读书，我都会时不时低声下气地问他：'你在生我气吗？'一直问到他被问烦了，真的开始生气。但对我来说，我感到他对我很生气，这种感受很真实。只需要安静下来，我就会觉得自己被排斥了，而这种感受又会让我恐慌。"

冲动性攻击（Impulsive Aggression）

请仔细阅读此部分，因为此概念会在本书的第二部分多次出现。医学博士拉里·J. 锡弗尔（Larry J. Siever）是西奈山医学院的精神病教授，他与其他一些人认为，冲动性攻击是边缘型人格障碍的核心特点，排斥或抛弃，再加上沮丧，可以触发冲动性攻击。以下是冲动性攻击的一些特点：

· 语言上、肢体上的敌意，二者可能同时存在，意图在于伤害对方或自己。

· 可能会向外转化（如情绪爆发、暴怒、击打物体或向他人施加暴力），也可能向内转化（如自杀、自残）。

· 冲动、无计划、鲁莽（也就是说，对行为后果全无考虑）。

· 与一些边缘型人格障碍特征相联系，包括暴怒、情绪不稳定、冲动、轻生的想法、自残。

· 大脑中的理智逻辑与情感相互角力，最终逻辑会在角力中失败。这些攻击倾向也许会遗传[5]。

· 并不仅限于边缘型人格障碍，但却是几种冲动控制障碍[1]的组成部分，如间歇性爆发性障碍[2]。

当边缘障碍者的情绪过于强烈、无法控制时，冲动性攻击就像是一头放出牢笼的野兽。有冲动性攻击行为的边缘障碍者也会保护内心"被抛弃、虐待的孩子"。

不管冲动性攻击是向内还是向外转化，它都使得边缘型人格障碍者与那些爱他们的人很难发展亲密、相互信任的关系。

尽管很难，但也要谨记，家人的边缘障碍与冲动性攻击不是同一回事。冲动性攻击是可以在正确治疗之下克服的。

_____

[1] 冲动控制障碍：又称意向控制障碍，指在过分强烈的欲望驱使下，采取某些不当行为，这些行为系社会规范所不容或给自己造成危害，其行为目的仅仅在于获得自我心理的满足或解除精神上的紧张感。病人自称这种行为带有冲动性，无法控制。不包括偏离正常的性欲与性行为。

[2] 间歇性暴发性（精神）障碍被定义为一种经常发生的、冲动的言语爆发或肢体侵犯，这种症状的发生与触发的条件有关，但不完全由触发因素决定。美国患有"间歇性暴发性（精神）障碍"的人多达1600万左右，比精神分裂症和躁郁症患者多得多。

异常五部曲

有一个边缘障碍伴侣就意味着，许多感受会反复出现。你会感到莫名其妙被困在沮丧的情绪中，完全不明白发生了什么、为什么、怎么办。

"都是你的错"

边缘型人格障碍者通过责备他人，来避免为自己的行为负责。耻辱感与"分裂"也是一部分原因。

要让边缘型人格障碍者对自己或对他人承认，他们并不完美，就相当于让其承认自己很多瑕疵。这样的思维只会使边缘障碍者疏离他人、看不清现实，而且也无法减少耻辱感。下面是一位非边缘型人格障碍者克里斯（Chris），给他的前女友，一位边缘型人格障碍者，写的一封道别长信：

"我们有一天晚上吵了架。第二天早上，我觉得自己错了，想要道歉。我觉得很尴尬、羞愧，我对你说：'我很难开口道歉。'这是句残酷的真话。我的诚实只换来你的责骂：'为什么你道歉就这么难？'

你总是生我的气。如果我抱怨，你只会越来越凶。有一次，就因为我检查DVD 的方法错了，你就生气。我和声细语地问你：'你生什么气呢？'结果那一天你都阴沉着脸，不理我，不和我说话，也不看我——而且我想跟你说话的时候，你直接就走开了⁶。"

必败

当你怎么做都不对的时候，你就处于一个必败的境地。克里斯在信里提到了几个例子：

"你总把我置于进退两难的处境。每次下班回自己家，我都不知道什么时候给你打电话。有时我刚到家就给你打电话，你可能在吃饭或者忙什么事情，说话就会简短粗暴。但如果我晚点给你打电话，你就会责备我：'你回家都多久了？怎么

不给我打电话？'

　　当你很沮丧，我想安慰你的时候，你就冲我发火、生闷气、冷战，我简直无法靠近你。但如果在你沮丧的时候留你一个人静一静，你又会发火、生闷气、冷战。我都不觉得意外了！我到底该做什么才对[7]？"

投射

　　人们常会将自己不好的特点、行为、感受归咎到他人身上（常通过指责），免得自己心里不好过。这样的防御机制很常见，称为"投射"。和很多其他事情一样，边缘型人格障碍者在这点上也走极端。

　　萨姆（Sam）是一个非边缘型人格障碍者，他的朋友汉克（Hank）是一位边缘型人格障碍者，他们俩是要好的朋友。汉克正处在第二段婚姻中，他的妻子叫贝丝（Beth）。萨姆虽然觉得他们的婚姻有什么地方不对劲，但也只是有一天汉克告诉他之后，他才知道为什么。

　　好像最主要的问题是汉克和贝丝的性生活。萨姆很友善地听了，因为他知道汉克需要说出来。但说得有些过于详细，让萨姆感到有些不舒服。萨姆边听边点头，给了一些礼貌的建议。汉克回家后，萨姆长出一口气。几天后，萨姆下班回家，发现汉克和汉克的妻子贝丝，以及他自己的妻子曼珠拉（Manjula），坐在他家的厨房里。萨姆说：

　　"汉克带了本他在读的书，关于边界什么的。那本书上到处都是划的重点，跟上学用的教材似的。他和贝丝就坐在那儿，告诉我，汉克从现在开始要和我划一些边界，因为我干涉了他们的婚姻，而且我实际上就是他们一些婚姻问题的原因。这什么意思？这怎么可能是我的原因？

　　他很做作地垂着头，告诉我妻子，说他已经向贝丝"坦白"了，他把婚姻里的问题告诉我，这就已经是一种背叛了。但接着就开始信口雌黄了，好像是我主动介入了他的婚姻和私事，还告诉他该做什么不该做什么。他说的这些都脱离现实，就像镜子里的东西，全是反的。

那之后，过了几个月我们才联系。汉克给我打电话，问我想不想星期天去他家看橄榄球赛。他聊了聊工作什么的，好像什么都没有发生过一样。我简直有些不敢相信。"

"我恨你——别离开我"

当人与人的关系太近，边缘型人格障碍者会感到被吞没一般。反过来，他们会制造距离感，避免被控制的感觉。但接下来，边缘型人格障碍者就会感到被忽略，甚至是被抛弃了。然后他们就会再次尝试靠近，如此循环。

比如，艾格尼丝（Agnes）无法理解她的恋人伯尼斯（Bernice），伯尼斯是一个边缘型人格障碍者。因为住得远，他们几个月才见一次。伯尼斯会给艾格尼丝写信，也会打电话说自己等不及要见她。

但当艾格尼丝去看她的时候，伯尼斯总会找茬批评她。最终，他们大吵一架，伯尼斯大吼着说他们的感情结束了。艾格尼丝哭了，跑回了家，她感到心痛、可惜。

第二天，伯尼斯给艾格尼丝打电话，求她带自己回去。艾格尼丝照做了。但后来两次她们在一起时都发生了同样的事。到了第三次，艾格尼丝发誓，再也不这样继续下去了——她不会再让伯尼斯回来了。接着她收到了一封信：

"亲爱的，

我无法想象余生没有你。有时候我会'发疯'，那是因为我爱你爱得疯狂。我写这封信的手都在抖。我感到很脆弱，但你得知道你才是我的唯一，你是属于我的，我灵魂的另一半。我会继续克服自己的问题的。请原谅我。以后再也不会发生这样的事了。没有你我什么都不是。

我"

眼里带着泪水，艾格尼丝给伯尼斯打了电话，俩人都哭了，发誓要一辈子在一起。他们还计划了艾格尼丝下一次去找伯尼斯。

几个月后，他们再次重聚。他们亲热了二十分钟，伯尼斯又开始大吼大叫，因为艾格尼丝忘了给他拿他的咖啡伴侣。

考验

你身边的边缘型人格障碍者的行为是否越来越过分？你是否正在容忍以前绝对忍不了的事情？甚至是容忍一些你不希望别人知道的事情？如果是这样，你所处的情境便是这样无尽的"考验"。

无论非边缘型人格障碍者如何说，如何做，边缘型人格障碍者都不会相信，别人真的爱自己，也不会相信，别人并不会抛弃自己。伊丽莎白（Elizabeth）曾有边缘型人格障碍，她说："为什么他们眼中的我，和我眼中的自己完全不一样？我真的很想被爱、被接受。我只是不知道如何接受他人的爱，因为我觉得自己不配别人爱我、接受我。"

当你知道你爱的人会伤你的心，离你而去，生活会很艰难。而你甚至连这样的事情会何时发生都不知道。于是你便会像一个孩子一样——一些情绪会外化，考验他人能否忍受自己的行为。如果能，下一次你便升级自己的行为，进一步考验他人。伊丽莎白说：

"我永远忘不了第一次说出这些话：'我只是想考验看看，你什么时候会离开我。因为所有人最终都会离开我的。我知道这是错的，但我就是忍不住要这么做。'最初关于理财的小小抱怨，最终可能演化成长达三天的争吵。我会大叫、咆哮、暴怒。

我知道我不可能一开始就怒气全开，所以往往开始的时候都比较缓和。但受到考验的人每一次通过，我都会再次升级、加大赌注，并说：'如果你爱我，你就会这么做。'人们为了保持关系，连最不合适、最令人发指的行为，都能够接受。"

你可能觉得，一旦非边缘型人格障碍者通过考验，边缘障碍者会有一些安全感。但并不是这样的。相反，边缘障碍者会怀疑受考验者是否正常。他们会想，为什么一个心理健康的普通人会接受这样近乎虐待的行为？他这么能忍，一定是有什么问题。

家庭关系

家庭内部的成员相互联结、相互依靠，在家庭这个系统里面，没有谁可以单独拿出来理解。有一个著名的模式，称为"卡普曼三角（Karpman Triangle）[1]"，该名称来自于其创立者、医学博士史蒂芬·卡普曼（Stephen Carpman）。所有家庭都存在卡普曼三角，哪怕是较为健康的家庭也不可避免。三角中的角色包括：

· 受害者
· 加害者，也就是欺负受害者的人
· 拯救者，也就是拯救受害者的人

在下面的例子中，一对姐妹埃莉诺（Eleanor）和露易丝（Louise）谈了谈因为照顾孩子所产生的问题。埃莉诺是一个单亲妈妈，也是一位边缘型人格障碍者。

人物	所说的话	角色
露易丝，非边缘型人格障碍者	"你总是突然想起来让我照顾孩子，这样我就得打乱自己原本的计划，我不喜欢这个样子。"	露易丝觉得自己是受害者，埃莉诺是加害者。
埃莉诺，边缘型人格障碍者	"我也没有办法！有时候事情突然就来了，我安排不过来！"	埃莉诺觉得自己才是受害者，露易丝是加害者。
露易丝	"你完全可以事先安排得更妥当一点，你就非得在星期二的时候突然跑去男朋友家里？"	同样地，她认为自己是受害者。
埃莉诺	"不，我没办法。他很不开心，还威胁说，我不马上过去，他就马上吃药。"（开始哭）	她也仍然认为自己是受害者。

---

[1] 卡普曼三角，是一个人际互动的社会模式。卡普曼三角展现了有冲突的人之间，一种破坏性的互动模式。卡普曼三角理论被用于心理治疗中，尤其是人际关系的心理分析。

人物	所说的话	角色
她们的爸爸，哈里（Harry）	（加入谈话）"我又听到你俩吵了。露易丝，你干吗就非得争嘛？退一步冷静一些。"	对露易丝来说，爸爸是加害者。对埃莉诺来说，爸爸是拯救者。
露易丝	（叹息）"好吧好吧……别哭了，下次尽量别这样了行吗？"	在压力下，她放弃了自己的诉求。实际上，此时她是埃莉诺的拯救者，但埃莉诺仍感到自己是受害者。
埃莉诺	"谢谢，谢谢。好，我下次尽量。也谢谢你，爸爸。"	暂止脱离被害者模式
她们的母亲，塞尔玛（Thelma）	（加入对话）"你们坐到桌子上来吃饭行吗？我都做了一天了，现在菜都冷了，也没见人谢谢我。"	出现新的受害者，其余三人都是加害者

在争论中，参与者相互消磨着彼此，每个人都争相成为受害者，指责别人是加害者。这种拉锯战非常磨人。角色不停地转变，而且单亲妈妈埃莉诺有边缘型人格障碍。

其他两个人也可以进入这种模式。这么说吧，比如哈里不在家，埃莉诺的请求让露易丝让步了，露易丝没有执着于划清界限。如果露易丝叹口气说："没关系，需要帮忙的时候就告诉我吧。"那么露易丝就是拯救者。对于有边缘型人格障碍者的家庭来说，这样的情形经常发生。

卡普曼三角会阻碍真正问题的解决，只会创造痛苦和困惑，而不是解决方案。无论谁在三角中获胜，都没有人会好过。这就产生了两层不愉快：一层是永无止境的争辩；一层是争辩的内容永远也无法达成和解。

当一位边缘型人格障碍者参与到三角中，家庭关系会更加紧张、危险。打个比方，就好像是在一条河的上方进行拔河比赛，河里面全是鳄鱼和水虎鱼。请重读边缘障碍者视角的同理心训练，回忆你体验过的受害者感受。此外，边缘障碍者的想法、感受、行为（尤其是分裂），都使得中间地带是几乎不可能存在的。

底线：不要在受害者比赛中胜过边缘障碍者。虽然无法改变边缘障碍者，但你可以选择不要参与这样的受害者游戏。

4 边缘型人格障碍的成因

普遍的看法是，边缘型人格障碍没有什么"成因"。与此相反，有许多因素都可能使边缘型人格障碍发生的概率增大。风险因素，会增加某事发生的风险。风险因素既可以是生理上的，也可以是环境上的。某种生理疾病或心理疾病的风险因素，会使患上该疾病的概率增加。

拿心脏病打个比方。请想象，有一个人的祖母和叔叔都死于心脏病，他的父母是开面包店的，他从小就吃涂满黄油的羊角面包，还有裹着巧克力的奶油泡芙。成年以后他还是吃着这些高脂肪、高胆固醇的东西，锻炼的时间却少了。

突然，在他六十岁生日的时候，他死于心脏病，发病时他正在铲雪，雪很厚。死亡的原因是什么呢？是他的家族遗传？是高脂肪饮食？是缺乏锻炼？是铲雪？答案是，四个因素加在一起（或许还有其他）造成了他的死亡。

现在咱们再来看边缘型人格障碍。有四个人：朱利叶斯（Julius）和尼尔森（Nelson），他们两个是兄弟，一个三十岁，一个三十二岁，还有特里（Terry）和谢莉（Sherri），他们是同卵双胞胎，生下来之后又被不同的家庭收养。

特里和谢莉生理上都很容易得边缘型人格障碍，然而她们的成长环境却完全不同。特里的家里时常发生冲突，而且在她十岁时，遭到邻居性虐待。她得了边缘型人格障碍。谢莉就幸运多了，她的家庭很稳定，她也没有受过精神创伤。因而她没有得边缘型人格障碍。

和谢莉一样，朱利叶斯和尼尔森的成长环境较为稳定、愉快。尽管父母的教育没有问题，但由于朱利叶斯的基因，他还是得了边缘型人格障碍。他的兄弟尼尔森就没有，因为他遗传到的基因有一些不同。

在本章的剩余部分，我们将观察边缘型人格障碍的两种风险因素：生理因素和环境因素。对于哪种因素影响更大，争论已经持续了几十年。这个问题就好像，先有鸡还是先有蛋？越来越多的研究发现，两个因素没有哪个更主要，它们都起到了很大的作用。

这不是说，这两种因素完全相同。而是说，如果生理因素较多，不需要过多环境因素，边缘型人格障碍也会出现。而生理因素越少，就要有更多的环境因素，才能导致边缘型人格障碍。无论哪一个占主要，其结果都是相同的。

首先，我们来看一看生理因素：大脑、脑内化学物质、遗传。即使我们想将这些因素分开看待，但也无法改变这个事实：它们仍是相互影响的。就好像我们无法把一块蛋糕分成糖、鸡蛋、面粉。

生理风险

以下因素是大脑运作方式的简要说明：

1.　大脑决定我们思考、感受、行为的方式。

2.　边缘型人格障碍的特点是：思考、感受、行为皆受到损伤。

3.　很大程度上，这些大脑的生理损伤会扭曲边缘型人格障碍者的思想、感受和行为。

在理智上，我们能理解边缘型人格障碍的化学原因。不过，我们可能很难接受，一个三磅[1]重的器官，加上复杂的化学因素，会使一个博学的教授完全失去理智，或者使一个家庭温暖的孩子尝试自杀。不过，一旦我们将这些牢记于心，就更容易换位思考，不会从纯粹的个人角度理解此类行为，帮助我们将本书第二部分所述的有效手段加以利用。

---

[1] 3 磅约 1.36 千克。

大脑分为三个区域：脑干、边缘系统、大脑皮层。脑干看起来就像高尔夫球杆的杆头，连接脑干的脊椎就像球杆，二者连起来就是一个上下颠倒的高尔夫球杆。边缘系统就像在杆头套一层袜子，大脑皮层则像一个自行车头盔。通俗理解的话，大脑的组成大概是这个样子。

每一个部分都有专门的分工：

- 脑干控制呼吸、消化、心率等。当某人"脑死亡"，脑干便是唯一还在运行的部分。
- 边缘系统包括控制情绪的杏仁核。此部分掌管"感受"。
- 大脑皮层控制"思考"，智商测试针对的也就是大脑皮层，大脑皮层也是验尸时能看到的部分。

大脑皮层

一个世纪以前我们就已经知道，在个性形成发展的过程中，大脑起到了非常重要的作用。19 世纪一个不幸的铁路工人菲尼亚斯·盖奇（Phineas Gage）遭受了一场离奇的意外事故。直到今天，科学书籍里都还在谈论这起事故（以下内容可能引起不适）。

盖奇正在填炸药的时候，火星意外点燃了炸药，铁捣棒（长 4 英尺长，直径 1 又 1/4 英寸 [2]）穿过了他的左脸和大脑，从头顶穿出。他奇迹般地活了下来，直到 13 年后去世。

但这次事件完全改变了他的性格。盖奇的医生约翰·M.哈洛（John M.Harlow）写道：

"在这次事故之前，盖奇是个情绪稳定的人，认识他的人都认为他聪明、精力充沛、执着。事故以后，盖奇变得反复无常、无礼、脏话连篇（他以前没有说脏话的习惯）、不尊重别人，有时还非常缺乏耐心、固执、任性、优柔寡断……他的变化如此之大，他的朋友都认为他'已经不是盖奇了'[1]。"

---

[2] 长约 120 厘米、直径约 3 厘米。

为了搞懂盖奇的巨大变化，20世纪90年代，有科学家使用了最先进的技术，以探明事故对其大脑的影响。他们发现，铁捣棒破坏了盖奇的大脑皮层结构，也就是控制思考的部分[2]。

那么，导致边缘型人格障碍的大脑问题具体是什么呢？部分原因在于一个叫作海马体的马蹄形器官。记忆和情绪敏感度就和海马体有关。海马体如果出一点小故障，边缘型人格障碍者就会在很短时间内变得非常愤怒，记忆变得不可靠，小事情和无心的话语都会使其愤怒[3]。

大脑掌管感受的部分

杏仁核位于边缘系统内，是情绪的"心脏"。尽管其大小仅相当于一颗杏仁，但其作用非常大。（杏仁核有两个：颞叶左右各一个。）海马体同样尺寸不大，也承担着重要的作用。

当某人正在经历某件事，大脑皮层负责客观叙述事实。比如一个参加同学会的人可能会想："高中同学会上，我看到老同学查理·理查德（Charlie Richards）。他的头发掉了，长胖了点。听说他老婆离开他了。"

此时，杏仁核则负责产生情绪。比如，如果这位观察者曾是查理的朋友，看到查理面对现实的窘迫，她或许会心生同情；如果查理以前在走廊里故意绊倒了她，那查理的窘迫可能会让她暗自幸灾乐祸。大脑中与杏仁核连接的认知部分，仅在0.012秒内便可以产生这些情绪[4]。

杏仁核也控制情绪的强度。如果查理不仅仅是观察者的普通朋友，而是亲密知己，她的伤感可能会强烈得多。如果查理曾经在毕业舞会丢下她，她的愉快也可能强烈得多，搞不好会笑出声来。

虽然我们更倾向于认为，自己的决定是基于逻辑的，但是我们大大低估了情绪的影响力。一个鲜明的例子就是：几十年前，一部有关家庭生活的电视剧剧终了，结局颇为伤感：镇子上的居民们得知，有个腐败的官员会接管他们那片区域。因为不想让腐败者得到这个地方，无力回天的居民们炸掉了自己的房子。接下来的几年里，扮演坏蛋的演员不断在街上遇到一些陌生人斥责他，因为"他"太坏了。这还不是最奇怪的。这部电视剧是迈克尔·兰登（Michael Landon）

主演的《草原小屋》（*Little House on the Prairie*），情节虚构，故事时间设定在 1901 年。

青少年大脑

有研究确认，大脑中权衡风险、做判断、控制冲动的部分，在青少年时期仍在发育，一直要到二十五岁才完全成熟。从冰河时代开始，为父母者便有了这样的认识，不过缺乏严谨的证据支持[5]。

年轻人处理情绪的方式不尽相同，这使得交流感受更为困难。在一个试验中，研究者利用核磁共振成像（fMRI）扫描了研究对象的大脑活动，与此同时，研究对象要辨别眼前的屏幕上出现的脸庞代表何种情绪。研究者发现，成年人在试验中会更多地用到脑前额叶（大脑中的控制分析的部分），而年轻人则更多使用杏仁核[6]。

脑内化学

边缘型人格障碍者的大脑有一些化学异常，大多数人对此有模糊的认识。这一点没错，不过远不止这么简单。就好像我们可以说，车子在动是因为轮子在滚动。

要理解其复杂性，请想象茂密的森林里满是枫树，树叶在夏日阳光下发亮，枫树交流的方式是散发花粉，花粉随风传播。尽管相互存在距离，但花粉可以作为树木交流的化学信使。

人脑内的众多神经元纠缠于一起，就像一片森林。神经元的突触可以捕捉叫作神经递质的化学信息。神经递质就像是花粉，利用突触，将信息在神经元间传播，相距较远的神经元照样可以通过神经递质"交流"。

小小的电压脉冲就像风一样，在神经间传播神经递质。这样，大脑的不同部分就建立了交流。

目前，科学家能够识别大概 50 种神经递质。每种神经递质都传递不同的信息。比如，去甲肾上腺素与记忆和危机判断有关，多巴胺与奖励相关的感受有关，血清素与冲动和情绪有关。神经递质能以不同方式结合，传递更多的信息。

神经递质过多或过少，或者神经递质系统运作过快或过慢，都会引起问题。

此时，神经元的"交流"会发生困难，也会造成神经系统构成出现问题，心理与身体健康可能会遭受严重的后果。

比如，运动区[1]的多巴胺数量过低，会造成帕金森，其症状为肌肉僵硬、慢性疲劳、社会性退缩[2]。去甲肾上腺素数量的急剧变化，与频繁、不受控制的恐慌发作[3]有关。

神经递质系统出问题的话，会从三个方面增加边缘型人格障碍的风险：思考（认知能力）、感受（情绪调节异常）、行为（冲动）。如果能准确描述神经递质对边缘型人格障碍的影响，是最为理想的情况。但实际上，神经科学在这个问题的理解上才刚起步。

那么为什么有的人的神经递质、杏仁核等大脑部分会出问题，而有的人却不会遭遇这样的情况呢？答案或许在遗传学中。

遗传与大脑

有一个基因会引起一种罕见、无法治愈的障碍——亨廷顿氏舞蹈症(Huntington's disease)[4]。带有该基因的人终究会得亨廷顿氏舞蹈症。但遗传影响最大的病症，是由几个基因共同作用导致。

---

[1] 大脑皮层中与运动出现有关的区域称为运动区。在人和各种动物的脑中，此区域是通过刺激或切除的方法确定的。在人脑中，额叶中心前回〔波劳德曼脑图的第4区〕、6区、8区以及枕叶的19区都属于运动区。

[2] 社会性退缩行为是一种多见于低龄人群或性格内向人群的心理障碍现象，其特征为行为孤立、不合群，态度冷淡、害羞，因为不能向外界表达自己的情感和思想，从而与人沟通交流，因此会被忽视和冷落，社会地位呈现边缘化，所以称为"社会性退缩"。

[3] 一种突如其来的惊恐体验，起症状往往是患者自我感到的表现。在某些情况下突然感到惊恐、失控感、发疯感、崩溃感、好像死亡将来临，惊恐万状，四处呼救，同时伴有严重的自主功能失调，其起病快，终止也快，其表现将持续数分钟或几十分钟的急性症状，发作呈自限性。

[4] 亨廷顿氏舞蹈病是一种罕见的常染色体显性遗传病，又称慢性进行性舞蹈病、大舞蹈病。患者一般在中年发病，出现运动、认知和精神方面的症状。亨廷顿氏舞蹈病临床症状复杂多变，患者病情呈进行性恶化，通常在发病15~20年后死亡。起病隐匿，进展缓慢，以舞蹈样动作伴进行性认知、精神功能障碍终至痴呆为主要特征。病因是亨廷顿氏基因上多核苷酸重复序列的错误表达，从而影响不同的分子通路，最终导致神经功能失调和退化。

比如，有超过二十个基因会在糖尿病发病中起到影响。通常，遗传其中四个或五个基因，会使人患糖尿病。这些基因的组合方式会影响患者具体的糖尿病严重程度、治疗难度等。

边缘型人格障碍本身不会遗传。真正遗传的是边缘型人格障碍的二到四个特征。就算父母二人都没有边缘型人格障碍，他们的基因也可能导致边缘型人格障碍特征显现，如以下特征：

- 攻击性
- 抑郁
- 易激动
- 易怒
- 冲动
- 易上瘾
- 认知受损（思考、推论能力）

遗传是一种宿命吗？可以说是，也可以说不是。心理学家皮尔斯·霍华德（Pierce Howard）认为，基因像一颗种子，个性就像是种子在阳光、水、肥料等不同的环境下开出的结果。也就是说，基因有一些影响，但环境与生活方式同样有很大影响[7]。

环境风险因素

以下环境因素会在边缘型人格障碍的发展中产生影响：

虐待：假设与现实

对边缘型人格障碍进行过任何研究都容易得出结论：虐待是一大原因。《精神障碍诊断与统计手册》中也说，75% 的边缘型人格障碍者有受虐经历。

然而，数据也会有瑕疵。首先，如果虐待会导致边缘型人格障碍，那为什么有 1/4 的边缘型人格障碍者并未曾受过虐待？其次，"关联"并不一定是"原因"。医学博士罗伯特·O. 弗雷德尔说："我参与讨论过的环境风险因素（幼年与父母分离、失去至亲、创伤、失败的亲子教育、落后的社会习俗）里，没有哪个被证明会造成边缘型人格障碍。许多人都遭受过同样的虐待、分别、极差的教育等，但却没有边缘型人格障碍。有的边缘型人格障碍患者从未面临过任何环境风险因素[8]。"

另外，75% 这个数据是由自我报告法得来的，也就是直接询问成年患者，是否有受虐历史。也就是假设所有参与者的回复都是 100% 准确的，而且也假设了，不管是情感虐待、性虐待还是身体虐待，大家对"虐待"的定义是一样的。

然而，作为一种数据搜集方法，自我报告法或许并不可靠。节食者常常低估自己的饮食摄入量，而食物相比"虐待"来说，已经是很温和的东西了。而且，询问对象是边缘型人格障碍者，其特点是感知与推断能力不足。这样的认知缺陷，加上"虐待"一词的模糊含义，以及询问方法的限制，使得"75%"这个数字参考价值受限。

这点不是完全绝对的。临床医生哈里特·乐福莱（Harriet Lefley）博士解释说："生理上容易患边缘障碍的人，对一些怠慢、批评、惩罚尤为敏感，感受强烈，而这些怠慢、批评、惩罚，大多数孩子都可以忍受。如果某个孩子不听管教，这些批评、惩罚可能会很频繁，而且会造成家庭关系的紧张——而孩子成年后，回忆中的这些经历可能就成了'虐待'。"[9]

莎朗（Sharon）是一位母亲，她的孩子是边缘型人格障碍者。莎朗参加了一个网络互助组，这个互助组里都是她这样的父母，他们的孩子是边缘型人格障碍者。这个互助组叫 NUTS（parents Needing Understanding, Tenderness, and Support, 意即父母需要理解、温柔、支持，来帮助自己的边缘障碍孩子）。莎朗说：

"NUTS 这个组我管了十多年了，我见过的家庭里，没有几个有虐待、创伤等问题。我觉得虐待孩子的父母可能不会参加什么互助组谈自己的想法。但我们这个小小的样本还是说明，有许多边缘型人格障碍家庭，没有受创伤或者虐待的影响。

而且，NUTS 里 70% 的小孩都有过误称他人虐待的情况。在调查时，我自己的女儿就如此控诉过我。我的另一个女儿否认了虐待的说法[10]。"

佩里·霍夫曼也担忧同样的问题。她说：

"我们教临床医生不要轻易指责边缘障碍者的家人。我们当然知道虐待也是存在的。但我也知道，我所接触到的家庭成员，以及那些完整参与家庭连接项目的家庭成员，没有虐待过自己的孩子。在读到虐待与边缘型人格障碍的关联时，他们是感觉最糟糕的[11]。"

家庭与同龄人影响

许多其他环境因素会助长边缘型人格障碍。

每个人的性格都会被所处的成长环境所影响。有的影响是积极的，比如很照顾自己的哥哥、好的学校系统、经济状况较好的家庭。

也有一些是负面影响：痛失祖父、染上肺炎、生活在危险的街区——更别提家庭关系异常，这一点大多数人都经历过。我们的文化，也就是社会规范和期待，也会影响我们。

有些生活环境，在边缘型人格障碍的发展方面，也许会有更大的负面影响。一些医生把这样的生活环境叫作"环境负担"（environmental burdens）。这些环境负担能够引发边缘型人格障碍：

- 情感虐待、身体虐待、性虐待
- 失败的父母——包括教育缺乏技巧、父母本身也有心理疾病、父母有物质滥用行为
- 不安全、混乱的家庭环境
- 父母与孩子秉性相差过大
- 失去父亲或母亲（由于离世、离婚等原因），或者因为弟弟或妹妹的出生等原因，

失去父母中某人的关注（会被孩子理解为抛弃）

你或许会觉得，好像99%的家庭都有这样的情况（差不多50%的婚姻以离婚结束）。事实也确实如此，请不要觉得熟悉以上情况是什么难以启齿的事。我们也需要记住，许多人也遭遇了同样的虐待、分隔、失败的父母，却没有患上边缘型人格障碍。

最近的研究发现，与同龄人的关系是个性发展过程中至关重要的一环。"欢迎来到奥兹国"里大多数父母都提到，自己的孩子交朋友很困难，缺乏社交技巧。这与研究结果结合起来看非常值得注意。这样的现象也许是因为，边缘型人格障碍者容易对一些社交互动产生错误的解读，或者对其有错误的记忆，而其他心理障碍者身上没有这样的现象[12]。由于非常害怕被抛弃，哪怕在年纪很小的时候，边缘型人格障碍者就需要更多友情，也期待更多友情。

贬损自我价值的环境

玛莎·M.林内翰创造了辩证行为疗法，该疗法被用于治疗边缘型人格障碍及其他心理障碍。针对边缘型人格障碍的原因，林内翰研究了一套生物社会学模型。"生物"也就是生理因素，"社会"也就是环境因素。

有研究表明，边缘型人格障碍者普遍对压力的反应比较强烈。林内翰也比较认同这一结论。边缘型人格障碍者的情绪峰值更高。当压力消失，他们也得比普通人花更长的时间才能平静下来。林内翰把这样的现象叫作"情绪脆弱"（emotional vulnerability）。她说，如果一个情绪脆弱的孩子成长在贬损其自我价值的环境中，就很容易患边缘型人格障碍。这样的环境指的是监护人（通常是父母）。

· 告诉孩子，他们的感受和经验是错的、不真实的。
· 如果孩子在某项任务表现低于预期，会对其吹毛求疵，并说出类似于"你的动力（努力）不够"这样的话。

在这样的环境里成长起来的孩子，学到的不是相信自己直觉，而是看他人的感受，并以此调整。

父母与孩子性格合不来

佩里·霍夫曼认为，因生理状况而容易患边缘型人格障碍的孩子，如果与父母性格合不来，这会是边缘型人格障碍者的风险因素之一。在这样的情况下，父母会很难满足孩子的需求。

比如母亲患有产后抑郁，或者家庭正在经历危机。另一种就是，因为经济紧张而打两份工的单亲妈妈，没有多少时间与孩子待在一起。

这些例子能帮我们认识到很重要的一点。我们也许都认为，边缘型人格障碍者是主动选择自己行为的——某种程度上，这个看法没错。但换个角度想，如果我们也受到相同的基因和环境影响，说不定我们的行为与边缘型人格障碍者无异。

5 边缘型人格障碍的治疗

首先，边缘型人格障碍者在治疗师的帮助下，能克服边缘型人格障碍吗？答案是肯定的。新的药物和心理疗法已经取得了显著的进展。据悉，有一位作家在网络上呼吁，希望感觉自己已经恢复正常的边缘型人格障碍者，能够分享自己的经验，这位作家接到了十多位边缘障碍者的回应。

药物

罗伯特·弗雷德尔是一位著名的精神病临床教授，他说，许多心理健康工作者，哪怕是在边缘障碍领域经验丰富的那些心理健康工作者，都不知道，药物在治疗边缘型人格障碍的一些症状时，能够起到巨大的作用。通过研究发现，药物效果不在其他治疗手段之下。在治疗过程中，边缘型人格障碍者最需要的是稳定性，而药物恰恰能最大限度地提供稳定性。

药物的能与不能

任何药物都无法改变人的性格。药物能减轻一些边缘型人格障碍的症状，如抑郁、情绪波动、分离、攻击性、冲动。药物发挥作用的方式，主要是调整大脑的神经递质，类似于有些药物能够控制"好胆固醇"和"坏胆固醇"的数量。

心理学家约瑟夫·卡弗（Joseph Carver）在自己的网站上讲解了一些药物是如何作用的：

- 有的药物会模仿神经递质，引发一些替代反应，发挥一些神经递质的作用。
- 有的药物能使突触的神经递质更好地发挥功能，突触在神经元的信息传递中作用很大。
- 有的药物可以解放神经递质，扩大其能力。一些市售药物也有相同的功能，所以服用这些市售药物被称为"自我药疗"（self-medication）[1]。
- 有的药物能增加某些神经递质的合成数量；有一些则会减少其数量。
- 有的药物会影响神经递质的存储，也就导致其失去效力 [1]。

找到适合的药物

哪怕我们对药物并不陌生，治疗也要对症下药。同样的药物、同样的剂量，对不同的人会有许多不同的作用。许多患者都会同时用两种或更多种类的药，因为不同的药物针对的是大脑内不同的化学问题。

因此，要找到最合适的药物和剂量，或者最合适的药物组合，需要一个试错的阶段。试错的目的是通过最小剂量的药物来有效治疗各种症状，将副作用降到最低。不同的患者使用的药物种类的数量、药物达到最大效果所花的时间也不同，所以试错过程也许会比较漫长。

试错不是什么美妙的事情。患者希望马上得到效果，而一些药物可能需要六周才起效。从好的一面来看，我们的选择面非常广。关键是要和医生密切沟通，记录症状变化的情况。最终，这个过程往往是值得的。许多边缘障碍者都认为，正确的药物治疗改变了他们的人生。

---

[1] 自我药疗是指在没有医生或其他医务工作人员指导的情况下，恰当地使用非处方（OTC）药，用于缓解轻度和短期的症状或不适，或者用于治疗轻微的疾病。药品是一种特殊的商品，合理使用有助于健康，不合理使用会影响健康，甚至危及生命。

边缘型人格障碍治疗中所使用的药物及相关研究中的药物 [2]

种类	药物	该类型药物中，一种或几种药物所改善的症状
抗精神病药物		
精神安定剂 （Neuroleptics）	替沃噻吨（thiothixene）* 氟哌啶醇（haloperidol）* 三氟啦嗪（trifluoperazine）* 氟哌噻吨（flupenthixol）*	焦虑、强迫症、抑郁、自杀尝试、敌意、冲动、自残/攻击性、幻觉、思想偏执、精神质、一般功能受损
非典型抗精神病药物 （Atypical）	奥氮平（olanzapine）* 阿立哌唑（aripiprazole）* 利培酮（risperidone）° 氯氮平（clozapine）° 喹硫平（quetiapine）°	焦虑、愤怒/敌意、思想偏执、自残、冲动性攻击、人际关系敏感、情绪低落、攻击性
抗抑郁药物		
SSRI 及相关药物	氟西汀（fluoxetine）* 氟伏沙明（fluvoxamine）* 舍曲林（sertraline）° 文拉法辛（venlafaxine）°	焦虑、抑郁、情绪波动、冲动、愤怒/敌意、自残、冲动性攻击、一般功能受损
MAOI	苯乙肼（phenelzine）*	抑郁、愤怒/敌意、情绪波动、拒绝敏感、冲动
抗躁狂药 （也叫情绪稳定药）	双丙戊酸钠（divalproex）* 拉莫三嗪（lamotrigine）* 托吡酯（topiramate）* 卡马西平（carbamazepine）° 锂（lithium）°	情绪不稳定、焦虑、抑郁、愤怒、易怒、冲动、攻击性、自杀倾向、一般功能受损

* 安慰剂控制组研究
° 开放标签研究 [1]
SSRI—— 五羟色胺再摄取抑制剂（Selective Serotonin Reuptake Inhibitor）
MAOI——单胺氧化酶抑制剂（monoamine oxidase inhibitors）

当精神病医生建议使用某种药物时，询问以下问题：

- 该药物的作用是什么？许多药物都有主要作用和次要作用。有的是其他药物的辅助药物，使其更好地发挥效果。
- 起始剂量是多少？允许的最大剂量是多少？精神病医生会先开出小剂量，以减小药物带来的副作用，在必要的时候才加大剂量。
- 药物多久起效？影响神经递质的常用药物，如帕罗西汀（Paxil）和百忧解（Prozac）要六周才起效。相反，一些抗焦虑药物，如阿普唑仑（alprazolam），起效非常快。
- 有更通用的药物吗？最新的药物往往最为昂贵，有时价格贵得甚至有些离谱。一些制药公司有患者援助项目，提供药物给无力购买者。
- 副作用是什么？睡意、口干是最为常见的副作用。
- 中断药物的影响是什么？这个问题很重要，却常被忽视。这个往往很难从制药公司得到此类信息。
- 若药物是给未成年人服用，询问该药物是否有关于未成年人的研究。

一个人的用药数量，会随着时间逐渐增多。如果患者的医生不止一个，那药物则会更多。每个提供健康服务的工作者，包括家庭医生，都需要知道病人使用的所有药物，以及使用这些药物的目的、药物的剂量、使用时间。

网络上满是药物网站。请使用有声誉的网站。有的制药公司的网站会整得非常花哨，所以请一定在网站的选择和参考时倍加仔细。另一个了解药物的方法就是咨询药剂师。药物是药剂师的专精，他们对药物本身的熟悉不会比医生少，甚至可能比医生对某种药物更加了解。

住院药物

医学博士布莱斯·阿吉雷，是儿童与青少年边缘障碍方面的专家。他说，去

---

[1] 医生与患者都了解药物效果的情况，称为开放标签。

医院的边缘型人格障碍者往往在同时吃很多药。

"通常在住院期间，医生或许只接触到所有症状中的一部分。比如，患者可能只显示出抑郁、躁狂、焦虑或者精神错乱。

过去的精神病医生，通常会为每种症状都单独开药。之后，患者在入院时仍在使用这些药物，所以不同医生开出的药物过多过杂的情况，时有出现。

通常来说，我们是依照临床标准，尽可能清晰地诊断是抑郁还是精神病。当一些诊断显得不够明确时，我们会停止用药。一般来说，问题行为是在人际关系发生冲突后产生的，但并没有什么药物能够治愈受伤的心。[3]"

心理疗法

有一些人选择接受心理治疗，因为他们想知道，为什么生活中某些事情就像泥潭一样将自己困住，而自己无力改变。有些人是想关注具体的问题，例如暴饮暴食、控制不住脾气。有的只是希望快乐稍微多一点，焦虑稍微少一点，或者更放松一些。

有的人总是反复陷入同样的模式，比如感情反复受重挫、工作丢了一个又一个，或者总是有一些自毁倾向的行为。对于这些人来说，心理疗法尤其有效。许多人都试图自己走出这种怪圈，但又难以做到。因为他们不知道自己是如何陷进去的。

无论出于什么原因选择心理治疗，其目的都是相同的：帮助接受治疗者找到更多生活的乐趣，帮助他们改善自我感受、改善人际关系、实现目标。

临床导向

在过去的几十年里，针对"如何治疗心理疾病者"这个问题，诞生了不同的流派，或者说"导向"，多达几百个，如心理分析、解决导向疗法、简快疗法、心理动力学疗法、认知行为疗法。

然而大多数治疗师，都把不同流派的内容东拼西凑，再结合自己的教育和培训所学、个人的经验与风格，把它们糅杂在一起。这样的方法称为折中（eclectic approach）。大体上，折中派治疗师的方法都自成一派，所以在这种情况中，评估某位治疗师的治疗方法，基本上等同于直接评估该治疗师。

在标准化治疗体系中，执业医生都接受过相同的教育和培训。而且，不管是北京的治疗师还是布法罗的治疗师，只要属于相同的流派，他们使用的手法会很相似。这样的统一性也给予了研究者方便，使他们能更好地研究治疗成果。

折中疗法

尽管有多达数百种理论疗法，但大多数折中派医生采用的方法主要来自两种疗法：心理动力学疗法、认知行为疗法。

‖ 心理动力学疗法

在心理动力学疗法中，治疗师与接受治疗者共同发掘后者的感受及过往经历。其目的是，探究其反常行为产生的原因，是否是未能解决的冲突和陈年旧事。

例如，一个人总在丢工作，因为他无法处理好与上级的关系，那他或许会在心理治疗中发现，自己丢掉有趣又高薪的工作，是因为自己的愤怒，以及与独断专行的父亲之间存在未能解决的矛盾。在知道这一点后，他看待上司和老板的角度变得更加客观了，他和治疗师可以在治疗过程中解决关于父亲的问题。

本内特·波洛吉（Bennett Pologe）是纽约的一位临床心理医生，他说：

"大多数人接受心理治疗，是希望洞察自己的内心。那一刻是能感觉到的。这样的感受不像是智力上的学习，而是一种豁然开朗、步入正轨感觉，感觉到更有希望、更果断、更有活力，症状也会好转。这就是心理治疗的魔力。当接受治疗者感受到自己一直逃避的东西，意识到自己一直否认的事情，感受就会好很多，生活工作也更能恢复正常[4]。"

‖ 认知行为疗法

有人说，心理动力学疗法的一大缺点就是，洞察自己的内心，也未必就能使想法、感受、行为发生改变。但认知行为疗法就能够发挥这部分作用。国家认知行为治疗师协会（The National Association of Cognitive-Behavioral Therapists）是如此解释认知行为疗法的：

> "思考影响人的感受和行为。因此，当想法使感受与行为出现异常，我们应该主动调整想法，才能得到更理想的感受与行为，不要借助外部因素的改变，如周围的人、环境、事件。这样，即使环境不变，感受也会得到改善[5]。"

认知行为疗法贯穿此书，此疗法主要围绕思考、感受、行为三点。

|| 混合疗法

将心理动力学疗法与认知行为疗法相结合（或者其他疗法的结合），能够提升治疗的灵活性。治疗师可以在需要的时候灵活治疗。

比如说，有一个男人因为蛮横的老板苦不堪言，他选择接受治疗。老板常在空闲时间对他提出一些无理要求，他的家人都抱怨很少见到他。治疗师和他或许会谈到，这个老板也许让他想起自己独断的父亲，或许是他很难与老板划清工作与生活的界线。现在有了这个洞察的结果（思考），治疗师会帮助他建立自信（感受），使他自己能够培养设置界线的能力（行为）。

大多数治疗师都采用混合疗法。但对自己采取的方法，治疗师本身可能有不同的叫法，也可能什么叫法都没有。

标准疗法

三种用于边缘型人格障碍的规范疗法包括：辩证行为疗法、预测情绪和解决问题系统训练（Systems Training for Emotional Predictability and Problem Solving，简称 STEPPS）、图示疗法。

|| 辩证行为疗法

在低功能边缘型人格障碍的治疗中，辩证行为疗法是发展最为迅速的形式。因为辩证行为疗法能够有效降低自残率与自杀率，也降低了急救与住院人数[6]。

"辩证"一词指，相互对立的两个方面能够同时成立，在"辩证行为疗法"一词中，"辩证"指的是病人需要毫无保留地接受自己，并需要认识到，只要改变自己具有破坏性的应对方式、学习新的技巧，他们完全能够过上更好地生活。

辩证行为疗法结合了认知行为疗法和完全接纳与正念疗法（radical acceptance and mindfulness）中"禅"的概念。我们之后会谈到辩证行为疗法中的这些思想。辩证行为疗法的创造者玛莎·林内翰博士说："边缘障碍者几乎总是厌恶自己。所以我觉得我自己就首先要接纳他们，再教他们接纳自己。因为如果一个人不接受真实的自己，就不可能改变。这听起来有点矛盾，但又千真万确[7]。"

◇ 辩证行为疗法的基本概念

· 患者有意愿与动力改变。接受辩证行为疗法的患者尝试过独自克服自己的痛苦与孤独。但这个任务过于艰巨。他们厌倦了失败的感觉，厌倦了对抛弃的恐惧，一些冲动行为会导致一段关系的结束，还有些冲动行为会把他们自己送进医院。因此，他们有强烈的主动意愿改变自己。

· 完全接纳与正念疗法是恢复过程的关键。完全接纳意味着，在做出积极改变之前，必须接纳此刻的自己，不能带有任何评判与责备。完全接纳与正念疗法是一个终身的过程。不仅仅对边缘障碍者，对我们所有人来说，这都是很宝贵的方法。

比如说，有一个年轻人，每一次与恋人分手，都会有几个月魂不守舍、哭哭啼啼，一想到孤独就恐慌，所以不得不慌慌忙忙开始新的感情，同时他也讨厌自己这个样子。每个人都对他说放下过去，"像个男人一样"。感情的结束与自己的脆弱，都让他感到折磨。

根据林内翰的说法，完全接纳与正念疗法会让他脱离耻辱感。他也许能冷静地告诉自己："我就是这样的。我不希望这样，但现实就是如此。"讽刺的是，释放对自己的评价之后，反而才能真正迈出新的一步。

· 正念[1]是管理情绪的关键。愤怒、沮丧、悲痛等情绪，通常与过去或未来的可能性有关。正念使人退一步观察自己身上的变化，以及周围的变化，活在当下，而非活在过去或未来。林内翰说："思考未来或者反思过去会增加很多痛苦，这一点让许多人感到吃惊[8]。"

让我们回顾一下第4章谈到的高中同学会。也许，除了查理，参加同学会的女人还遇见了自己的初恋——克里斯（Chris）。克里斯在许多年前就与她分手了。她看见克里斯时，身体感到不适，这种不适感，她很熟悉。她还产生了许多其他情绪，比如，感激之情，以及悲伤，产生这种悲伤或许是因为，再也回不到纯真的青春岁月。这时的她，像是用显微镜般体会自己的感受。

正念也包括，在快乐的时刻活在当下。比如在公园散步时完全沉浸其中，享受自然之美，而非陷于过去或者纠缠未来。

正念对每个人都有价值，而非仅对边缘障碍者有好处。

· 边缘型人格障碍者需要获得肯定。简单地说，就是需要带着同理心去倾听边缘障碍者的感受，并准确地反馈，但无须完全同意。也就是要避免告诉边缘型人格障碍者，应该如何感受，比如"这种事没什么好生气的"这样的话语。打个正面的比方就是："我能理解你为什么生气。"请注意，这样描述并不代表认同其生气的原因，而是表达自己能够了解。

◇ 疗法过程

辩证行为疗法主要包括：每周一次的群组技巧训练，由治疗师负责；每周一次与治疗师交流，时长一小时。需要的话，也可以通过电话帮助危机管理。

需要遵循一个严格的计划表之后，才能进行群组技巧训练。训练包括四个相互关联的方面：忍受痛苦、情绪管理、人际效率、单独谈话。

---

[1] "正念"最初来自佛教的八正道，是佛教的一种修行方式，它强调有意识、不带评判地觉察当下，是佛教禅修主要的方法之一。西方的心理学家和医学家将正念的概念和方法从佛教中提炼出来，剥离其宗教成分，发展出了多种以正念为基础的心理疗法。

- **忍受痛苦**　迈克尔·鲍（Michael Baugh）是一个社工，他说："我告诉患者们，忍受痛苦就是在情况很糟糕的时候不要火上浇油。辩证行为疗法有许多转移注意力的方法。比起自杀、吸毒、乱搞男女关系，转移注意力要积极多了[9]。"

- **情绪管理**　情绪管理的目的是减少患者情绪的强度，这些情绪包括愤怒、恐惧、耻辱、悲伤等。为了适应情绪敏感度更低的人，一些边缘障碍者会压抑忽视自己的情绪，直到被情绪压倒的那一刻，才知道自己的感受。

- **人际效率**　这项训练的目标是减少患者在人际关系方面面临的混乱，并减轻其对抛弃的恐惧。要实现这一目标，训练指导者要教患者积极地看待身处的环境、与他人的关系，以及对自身要有积极的看法。训练内容与自信心训练很相似，自信训练的内容有：以积极正面的方式请求别人适应自己的需求、直言自己的界线、在关系中采取主动[40]。

- **单独谈话**　每周，每个患者都会与自己的私人治疗师单独见面一次，这名治疗师最好是辩证行为治疗项目中的一员。在谈话时，治疗师的首要目标，是谈及这周的自残与自杀行为。其次，需注意"干预治疗行为"，如在单独谈话时迟到、在约定时间以外的离奇时段（如深夜）给治疗师打电话。再其次，需要关注降低患者生活质量的问题，如抑郁和物质滥用等。最后，治疗师需观察患者在技巧训练中的进展。

◇ 辩证行为疗法的限制

"边缘型人格障碍无法治疗"这一说法曾广受认可，辩证行为疗法打破了这一错误说法，并为患者带来了希望。许多患者表示辩证行为疗法极大地改善了他们的生活。但辩证行为疗法并不是百试百灵的。在评估不同疗法时，请牢记以下辩证行为疗法的限制：

- 研究表明，辩证行为疗法能有效降低自杀自残倾向，但尚无研究表明辩证行为疗法能减轻抑郁，或使患者更加开心（虽然有个别患者认为辩证行为疗法有此效果）。

- 辩证行为疗法只适用于承认自己的问题的患者，这样的患者会主动了解，在治疗过程中积极配合。高功能边缘型人格障碍者不符合此要求。
- 辩证行为疗法要求很高。患者每天都需要填表格，而且大多数病人每周都花很多小时用于治疗。需要患者积极配合参与，治疗才能起效。
- 辩证行为疗法的场所受限，而且价格昂贵（下一章我们会谈到保险）。

◇ 找到合适的辩证行为治疗师

辩证行为治疗师有两种类型：

- 接受过正规训练，并在正式的辩证行为治疗项目中工作（或者运营某个辩证行为治疗项目的）。
- 接受过一些辩证行为疗法训练，或者使用过林内翰的患者教育材料及技巧。不过辩证行为疗法的支持者认为，辩证行为疗法在研究中所展现的效果，这类治疗师也许很难达到。

||STEPPS 群组治疗

STEPPS 是指预测情绪和解决问题系统训练（Systems Training for Emotional Predictability and Problem Solving），在荷兰非常流行，最近传到其他国家。STEPPS 的目的是配合治疗，而非替代治疗。

和辩证行为疗法一样，STEPPS 是认知行为领域的技巧训练方法。参与者会学习具体的情绪与行为管理技巧。其家人会帮助参与者巩固学到的技巧。这些技巧包括，如何采用更好的交流方式谈及自己的障碍，以及控制障碍的技巧。在STEPPS 中，家人是团队中非常重要的一环，他们在恢复过程中为障碍者提供很大帮助[11]。

基础技巧项目包括每周 22 小时的谈话，谈话内容主要包括问题管理、设立目标、照料自己等技巧。参与者会用到一个笔记本，记录自己每天的想法、感受、行为。项目的侧重点是个人的责任感，治疗团队在谈话时间之外也会帮助参与者[12]。

|| 图示治疗

图示治疗的发展基于认知行为疗法的准则，但也包含了一些其他心理疗法的概念和技巧。图示治疗能帮助患者减少自毁行为，并关注深层次的性格变化。有初步研究显示，图示治疗帮助半数的边缘型人格障碍参与者恢复，2/3 的边缘型人格障碍参与者有了明显的好转[13]。

"图示"是一套根深蒂固、恶性循环的生活模式。图示的模式是人体验到的每一刻的情绪状态及反应。在本书中，我们已经谈到了"被抛弃、虐待的孩子"，还有"愤怒、冲动的孩子"。这些都是图示治疗中的概念。有的父母，仅仅因为孩子表达自己的需求和感情，就惩罚孩子。还有所谓的"保护者"，切断自己的需求与感受。这些也是图示治疗中的概念。

图示治疗的基本前提是，患者在童年遭受过情感创伤，并需要 re-parenting[1]。图示疗法强调治疗师与患者之间的纽带，相互尊重和信任是最基本的要求。患者通常在三年内，以每周两次的频率参与治疗。图示疗法的创造者杰弗里·杨博士，任职于纽约认知治疗中心，他说，尽管辩证行为疗法的目的是改变行为，但图示疗法也要帮助病人改善感受。杨博士还说："在图示治疗帮助下，患者还能挣开生活混乱与痛苦的枷锁，实现深层次的性格转变[14]。"

比较私人治疗

比较私人治疗很难，因为边缘型人格障碍者的障碍体验千差万别。精神病学家罗伯特·弗雷德尔说："看起来好像人人都能搞出一套边缘型人格障碍的治疗方法。但与之相悖地，我们通常的认识是，环境与生理差异使得一些人成为障碍者。我还没有发现，目前有哪个研究考虑到了这样的差异。这些差异真正被考虑进去的时候，关于哪种疗法更佳的讨论才能继续[15]。"

最终，家人的健康快乐，以及自己的健康，才是最重要的。某种治疗对别人的效果，未必会对自己有同样的作用。目前尚未有任何研究表明，某种疗法对任

---

[1] 在心理治疗中，re-parenting 指的是治疗师在某种意义上承担患者父母的角色以治疗心理障碍，这些障碍由之前父母的伤害，甚至是虐待造成。

何人能够产生可完全预测的效果。一定要记住,治疗是需要时间的——通常是几年,但具体还是由不同的方法决定。人格障碍深深地印在个体的内在。对于有多种障碍的人,也许需要更为复杂的治疗计划,甚至会花更长的时间。

笔者采访了一位治疗师安德里亚·科恩(Andrea Corn),他说:"参加治疗的边缘障碍者要很长时间才能意识到自己的感受。他们总会说:'我这样的感受是别人造成的。是他们的错。'要让他们自己承担一部分责任很难。梳理这个问题可能要花上几年的时间[16]。"

夫妻治疗

在夫妻治疗中,夫妇二人都不是患者。"患者"是二人的关系(虽然付钱的还是人)。治疗师的角色不是裁判,而是要改善关系,而且必须对双方都有意义。

初步目标是提升双方的交流技巧。夫妻二人将新学到的知识,运用于打破无效的交流模式,并发展新的交流模式的话,治疗就起到了效果。其他目标包括:减少批评、防御性、嘲笑。

许多边缘障碍者的伴侣,都在说服对方独自接受治疗失败后,提出了参与夫妻治疗。他们通常希望,对伴侣提出的那些无理要求和做出的无理行为,治疗师能够站在自己这边。而边缘障碍者当然心里也打着同样的算盘。

边缘型人格障碍严重的话,尤其是边缘障碍者拒绝正视自己对婚姻问题的贡献量时,夫妻治疗的效果就会受限。如果治疗师不能意识到这种限制,也许会认同边缘障碍者的错误认识,并使得夫妻矛盾更深。不过这样的情况比较少见。

有的治疗师清楚边缘障碍者的内在情况。然而,若非边缘障碍者想要提起敏感问题,治疗师可能会抑制这种做法,害怕边缘障碍者无法接受。这样,非边缘障碍者便感到没有得到支持,治疗师反而使得情况恶化了。所以,如果要选择夫妻治疗,一定要非常谨慎。

据治疗师詹姆斯·霍利菲尔德(James Holifield)说,夫妻治疗的另一个问题是,许多人参与治疗时,他们可能正处于某种危机之中,而这种危机使得他们无法做到治疗所要求的一些事情。举个例子,当夫妻中的一人威胁要结束关系,除非另一人做出改变。夫妻中的边缘障碍者也许会同意治疗,但只要威胁结束,便会马上找借口停止治疗。这时，非边缘障碍者就回到了之前的状况。这样的话，他们的行为又重回之前的模式，这是很典型的情况。

霍利菲尔德说："这种情况和真正的治疗完全不同。所以第一目标往往是建立参与积极性，就好像签订一份合同，说明治疗目的与他们所想的有所区别，其目的是要重建沟通模式，这或许会让双方都感到不太适应，但对二人的关系是有益处的。否则的话，治疗就很难起到作用。如果有参与者感到自己受到了强迫，效果是永远好不到哪儿去得[17]。"

夫妻咨询或许很难从根本上改变关系，但能提供一个安全的环境，以尝试新的交流和自控技巧，这些技巧会在本书的第二部分谈到。有时，一个特定的环境，加上第三人在场，能够起到很大的正面作用。

住院治疗

需要住院治疗的情况：边缘障碍者已经对身边人是一个危险；有多种障碍，需要强力治疗；有自杀倾向；有过自杀企图；有精神错乱的可能；症状严重，门诊治疗难以满足要求。普通的低功能边缘障碍者通常是试图自杀后送到急诊科，然后转住院治疗。保险公司不愿意为住院治疗买单，一些医生认为，住院治疗是治疗边缘障碍的最后手段，因为可能会催生依赖性。

入院以后，精神病医生会接手之后的事情，如决定住院的合适天数、会用到的药物、患者是否可以离开病房去食堂、患者参加何种活动、何时能够出院等等。

患者入院后，或许要填一张表格，方便院方评估其安全级别。入院者或许会接受简短的搜身，检查禁止的危险物品（如药物或者尖锐物品）。其家人和其他探访者也会要求搜身。

不同的医院治疗有所不同。有的可能有单人谈话、应对技巧指导、艺术治疗或音乐治疗。结构最清晰、有层次的治疗，对患者来说是最好的环境。

了解看护很重要。通常来说每个轮班有一个看护。最重要的是，家属可以多和医生沟通，因为医生每天都会见患者，并评估情况。可以多和医生聊聊，看看有些什么问题，必要的时候帮助改变一些医疗决策。

通常来说，患者需要再填一张安全级别表格，如果不再对他人构成危险，才可以出院。通常应该有一个出院后的治疗计划，确定患者出院后要看的医生或其他专业人士，以及用药等等。

半住院，指的是白天参加训练和治疗，晚上回家。通常住院治疗结束后会有一周或以上的半住院治疗。半住院同样提供咨询、环境、教育，又省去了封闭环境的费用。

住院一开始听起来有些吓人。但对家属来说，同样是难得的休息。边缘障碍者需要注意这并非家属的错，没有谁做错了什么。要时常提醒自己，住院毕竟是受到专业的照顾。

边缘障碍者能够好起来！

如果告诉一个人，治疗机会只有一次，那相当于害了他。如果家属都不明白这一点，边缘障碍者也很难好起来。有些来参加我的辩证行为疗法项目的人说："这是我最后的机会了，要是再好不了，就永远都没希望了。"

我们会马上告诉他们，这种想法绝对是错误的。我们希望自己的治疗会起到帮助，但我们绝不是最后的希望。有时候可能接受治疗的时机不对，或者治疗师和患者契合度不高，但这不代表其他治疗也无效。我们都应该知道，希望总是有的，有很多人都迎来了改变。

佩里·霍夫曼
全国边缘型人格障碍教育联盟主席[18]

6 为边缘型人格者找合适的治疗师

找到一个合适的治疗师很难，也许需要一个试错阶段才能找到合适的治疗师。治疗师也是人，各种各样的都有。和其他人一样，治疗师也会犯错，也会有情绪，甚至偶尔看起来没有用处。和其他人一样，治疗师有水平、智力的差别，也有专攻的不同。

——格伦·约翰逊（Glenn Johnson）

目前，"欢迎来到奥兹国"讨论最多的烦恼就是，为家中的边缘型人格障碍者找到一个合适的治疗师，整个过程令人沮丧、昂贵、消耗感情。许多人都在寻找，边缘障碍领域有丰富经验、愿意接收多一名边缘障碍者的医生，然而这样的医生数量不多，远不能满足需求。

在理想世界里，如果你需要，会有人给你几个治疗师的名字，你可以查到他们的名字，了解到他们都对治疗边缘障碍有丰富经验，而且在获得联系后，他们表示愿意再接收一名边缘障碍者（甚至保险公司还乐意为你付这笔钱），第二天就可以见面。

然而，对大多数人来说，寻找合适的医生都是个试错过程。比起打电话订购一件 XX 颜色 XX 尺寸的 T 恤，找治疗师要复杂得多。也许就像找到一份完全称心如意的工作那么难吧。但好消息是，在找治疗师时，你是雇佣方。

为什么找治疗师如此困难

如果想听一些心理健康领域有价值的谈话，就去偷偷听一听专业人士聊边缘障碍患者。琼·皮普尔斯（June Peoples）正是这么做的，她是电台节目"思维无限"（The Infinite Mind）的制作人。她曾参加一个鸡尾酒会，参加者包括一些社会福利工作者、心理学家、心理医生。琼说，这些人都是些聪明人，很善良，懂得关怀。

"这些人吃着鹰嘴豆和素食，谈论着病人。听上去，这些患者是治疗师们最可怕的噩梦。一个治疗师说，她确保自己的时间安排妥当，不要一次见两个患者。另一个说："我怕自己完全都不了他们。"接着大家有热烈地谈起，诊断需要又快又准，这一点对患者来说非常重要。重要之处并非在于什么治疗原因，而是快速准确的诊断才能使治疗师不会没完没了地应付同一位患者[1]。"

治疗师之所以会培养出这样消极的思维方式，主要有两个原因。第一，边缘障碍者也许是众多患者中，治疗最难的患者群体。第二，治疗边缘障碍患者对医疗师来说，也是非常耗费情感的。这两个因素还会相互影响。

治疗边缘障碍患者的难点

比起其他大脑障碍，人格障碍对一个人的性格影响更深、更复杂。边缘型人格障碍改变一个人的思维过程、感受、行为。没有哪种障碍的影响比这更大。

普通的低功能边缘障碍者决定接受治疗时，往往带着浓厚的失败主义色彩——这也不难理解，毕竟用了许多方法，也没能改善情况。精神病医生理查德·莫斯科维茨（Richard Moskovitz）说："即使开始治疗后，有些患者也会说'你帮不了我''你和以前背叛我的人又有什么不一样呢'这样的话，或者'我的情况太糟了，治不好的'[2]。"

边缘障碍者也许是最难治疗的患者，对最训练有素、经验老到的治疗师都是极大的考验。一个常见的难题就是，想要抽出时间解决深层次问题，边缘障碍者却总是身处各种危机之中。另一个难题是（尤其对于欠缺边缘障碍经验的治疗师），治疗师很难认识到自己的局限性，比如无法把谈话外的电话沟通控制到合适的范围。一旦某个问题开始显现，治疗师就很难扭转情况，强行做出调整可能会让边缘障碍者理解为对其做出批判，或者将其抛弃。在这样的情况里，一个缺乏经验的治疗师还不如没有。

治疗边缘障碍患者很消耗感情

精神健康医生，或者治疗师，也都是普通人。所以当他们面临指责和怒气，也会有你我一样的本能反应，就算理智上明白这种刻薄并没有针对性，也还是难以克制。玛莎·林内翰说："有的边缘障碍患者有很强的敌意和攻击性。治疗师也会感到恐惧、愤怒、沮丧、无助，以至于想要放弃，这对患者来说更加糟糕[3]。"

凯思琳（Kathleen）是一位边缘障碍者，她同意这个观点。她说："我见过的许多治疗师都被我的怒气吓到了，我无法和他们产生化学反应。我不想改变，只想表达愤怒。我总觉得治疗我的人都对我感到厌恶[4]。"

另一方面，如果边缘障碍者走向另一个极端也很可怕：将治疗师理想化，幻想与其坠入爱河，将其作为生活的中心。

心理医生，或者治疗师，都是出于帮助他人的初衷踏入这一领域的。当尽了全力还是无法帮助患者时，有的治疗师也许会责备患者无法取得进步，还将患者无法满足自己需求的行为视为耍手段，而不是扪心自问：治疗是否真的有效果？

当然了，只有边缘型人格障碍者愿意接受治疗，这些问题才存在。

我该如何鼓励家人接受治疗？

"欢迎来到奥兹国"里几乎每个人几乎都有过强迫家人接受治疗的经历。常用的方法包括：

- 耍心眼
- 贿赂
- 哭

- 指出对方的缺点
- 讲道理
- 祈求
- 在家里放自助手册

接下来会发生什么很好预测。

第一阶段：边缘障碍者会说，对方才需要接受治疗，自己不需要。如果非边缘障碍者不明智地提出也许是边缘障碍在作怪，边缘障碍者会说提出者才是边缘障碍者。此外，边缘障碍者还会指责非边缘障碍者有虐待倾向、不讲道理、控制欲强。

第二阶段：在绝望中，通常是处于危机时，非边缘障碍者会使出最后手段，比如"治疗或分手"一类的威胁。非边缘障碍者希望，一旦边缘障碍者开始接受治疗，治疗师一定会使其看到希望，做出改变。

第三阶段：边缘障碍者担心对方会真的履行其威胁，便同意接受治疗，通常是和伴侣或家人一同前往。然而治疗也许没有起到任何效果，因为再好的治疗师也治不了一个不愿意接受帮助的患者。

第四阶段：当威胁渐渐消失，边缘障碍者便终于找到机会停止治疗。如果治疗师技术精湛，这种情况反而更会发生，因为治疗师很善于发现问题的核心——边缘障碍者本身最核心的问题，而不会认同其受害者理论。然而，如果一个治疗师全盘相信患者，不去深究，反而只会加深边缘障碍者的错误想法。不过这样的治疗师很少。

第五阶段：最终，非边缘障碍者意识到，强迫的治疗不会起效，自己无法"逼迫"别人做任何事情（这个道理对每个人都有意义）。有时，这样的过程会重复几次，非边缘障碍者才能认识到这一点。

第六阶段：几个月或几年后，非边缘障碍者意识到，自己努力想要改变边缘障碍者，反而只是加剧了冲突。接着，非边缘障碍者更加感到幻想破灭、抑郁、愤怒、无助。"欢迎来到奥兹国"一位成员曾说："我想用所谓'事实'去入侵他的世界，结果只是造成了更多痛苦。"

改变人生的治疗需要患者积极参与

治疗是个艰难的过程。要改变一个人思考、感受、行为的方式，同时把过去责备别人的没有尽到的责任，自己给承担起来，这个任务非常艰巨。认真对待治疗的边缘障碍者，也许会在其家人的帮助下，努力去做出改变。他们会给自己定下目标、对治疗师说实话、完成治疗师提出的要求。A.J. 马哈利曾是一位边缘障碍者，他说："真相是很重要，每个边缘障碍者都得在某个时候，自己面对自己的真相。"

逃离人生低点，是认真对待治疗的动力

一些边缘障碍者在关系破裂以后跌到最低点，只有在这时，他们才承认自己需要帮助，或者在进了监狱以及受精神病看护时，才承认自己需要帮助。

雷切尔·赖兰曾是一位边缘障碍者，她著有一本回忆录《带我出去》（*Get Me Out of Here*）。她说：

"我相信，边缘障碍者需要一个剧变，就像一个催化剂一样，只有这样才能真正面对真相。也许他们什么都不想失去。但突然就不能再责备颐指气使的老板、恶毒的伴侣，或者妞头。

否认是个很好笑的事。一些让人惊掉下巴的事，或者不能再坏的事，在边缘障碍者眼中或许是另一番景象。一段关系被破坏掉了？就很快投入到下一段关系中。丢掉了喜欢的工作？全怪老板，再找一份。失去了孩子的抚养权？都是法院系统有问题。

惧怕改变，惧怕未知，这都是惧怕者本身的问题，这种恐惧之深、范围之广，难以承受，比最可怕的悲剧还要严重。恐惧无法预测，也不能伪装。只有尽最大的努力，带着最大的善意，才能避免这种恐惧[5]。"

马哈利建议边缘障碍者的家属放弃对治疗过程的干预。她说："毕竟这是他们自己必须要经过的过程，不是其他人的。可以支持他们，但这种支持绝不应该成为任何人的人生重点。这样的事情并不简单。心理治疗不是身体上的康复，而是完整的人格的康复[6]。"

精神病医生约翰·G. 冈德森（John G. Gunderson）和辛西娅·博科维茨（Cynthia Berkowitz）提醒说，如果边缘障碍者想和家属谈谈治疗中的事情，倾听者应采取中立，既不要认同，也不要否认其判断、抱怨、愤怒和不屑一顾。冈德森和博科维茨说："一定要保持积极的心态，但也要记住，进展过快未必是好事。当边缘障碍者开始康复过程，要知道，家属可能会失去全力支持他们的环境。而且，如果他们找到新的依靠，家属也可能会沮丧。所以，一定要多鼓励，要保持积极乐观，但也要多多留心[7]。"

准备寻找治疗师

无论是边缘障碍者，还是非边缘障碍者，认真寻找治疗师的过程，都能在某种程度上克服无助感和无望感。有许多事情是我们无能为力的，但找治疗师的过程是可以掌握主动的。

做全面了解

查询各种资料，最好是最新的可靠消息来源，尽可能全面地了解边缘型人格障碍。请参阅《"亲密的陌生人"练习簿》（*Stop Walking on Eggshells Workbook*）第 11 章"找寻合格的专业治疗"，可以作为了解信息道路上的一个开端。

这个过程中会遇到一些相互矛盾的信息，尤其是在障碍形成原因和障碍治疗这两个方面。所以，要随着研究了解的深入，才能打下牢固的基础，才能更好地选择适合的治疗师，满足自己的需要。在和治疗师见面，但还未确定人选时，要让其知道自己已经做了很多调查了解，而且自己家属的情况与边缘型人格障碍的症状基本吻合。

病史档案

边缘障碍者应建立一份障碍档案。写一份简短的病史，病史应包括：

- 不同年龄及不同环境下的各种迹象与症状，比如"分手后有自残行为"。
- 如果有治疗历史，一定要写入。内容应包括医生姓名、医生的诊断、治疗效果，以及其他自己认为重要的信息。列出所有正在使用的药物、剂量、每日服用时段、服用目的（填表的时候，这些信息会派上很大用场）。
- 列出曾经服用又停用的药物及剂量。写出停用原因，比如效果不大，或者有副作用。在试错过程中，这样的信息会派上用场。也许不同的剂量就能带来不同的效果，或者减少副作用。
- 其他你认为治疗师应该知道的信息，比如一些家庭因素，如离婚、搬家或者边缘障碍者生命中某个重要的人的离去。也可以谈一谈边缘障碍者的行为对其他家庭成员的影响。

备齐这些信息会有很大帮助。比如，可以让治疗更有连贯性，也可以避免忘记自己想问的问题。治疗开始后，这份记录也能帮助医生在最短时间内获取大量必要信息。许多人在看到所有信息整理在一起时，都会感到莫大的治愈和安慰。毕竟这时的自己，已经完成了这么多的事情！

仔细研究保险

仔细阅读保单。如果读不懂，就给保险公司打电话。特别注意哪些部分是保险公司可以付，哪些部分必须自己付。评估自己的财政状况，看自己是否能接受分摊费用，能否负担保险没有包含的内容。

一旦决定了治疗师或者治疗项目，尽快谈妥费用问题，一定要提到和保险公司分摊费用及如何支付的问题（有的人会青睐分期支付）。询问提供治疗的机构或个人，是否能为独自付费的客户提供折扣。如果以现金或支票支付，一些治疗机构愿意给折扣，因为保险公司的繁文缛节过于繁复。询问是否可以月付，如果有，要如何执行。

父母要做好受批评的心理准备

如果是为孩子寻求治疗的父母，一定要做好这样的心理准备：至少会有一位治疗师认为，是父母造成了孩子的人格障碍。

有的治疗师可能会说得非常直接。有的治疗师也许会暗示，或者在沟通交流时，带着否定的态度。这也是为什么，自己事先做足调查了解非常重要，尤其是要了解边缘型人格障碍的化学和遗传风险因素。有一个边缘障碍孩子的父亲参加了一个父母网络互助组。他说：

"尽管边缘型人格障碍成因有许多新的研究成果，但做父母的还是会遇到一些治疗师，认为父母一定虐待、忽视、否定了自己的孩子，才造成了孩子的边缘型人格障碍。这比我女儿生气爆发，乱锤乱踢的时候，还要难以忍受。这就好像我看到女儿溺水了，我大声呼叫救生员，马上自己跑去救自己的女儿，然后救生员到了之后给我脸上一拳，说是我想要溺死自己的女儿。更悲剧的是，救生员打我的时候，我的女儿还在不断下沉，挣扎呼救。

一旦被指责，做父母的就想象自己身上有一个橡胶护盾，所有伤人的言语都会弹开。不要在意那些话语，这些看法或许并不是针对某个人的，下一个咨询者或许也会面临相同的指责。"

多方接触

寻找治疗师和找工作还有一个相似之处：多方接触会带来好的结果。

- 询问朋友和家人，是否认识一些行业内的人。
- 联系你看过的医生或医疗方面的专家，比如过敏症专科医生、牙医，与他们交流情况。
- 如果孩子是边缘障碍者，联系给他看过的儿科医生，与他们交流情况。
- 给当地医院的精神病部门（一般叫作"行为健康部门"）打电话，询问护士长，如果是亲近的人，要找精神病医生或者治疗师，他会推荐谁。也可以问一问，哪些医生或治疗师是不推荐的，问了不会有什么损失。
- 如果你已经有了一个心理医生或者治疗师，心理医生应该会有一些可以推荐的治疗师，治疗师也有一些能够推荐的心理医生。

- 咨询你认识的在医院或诊所工作的人，即使你认识的人不在心理部门工作也没有关系。他们或许在心理健康部门有一些认识的人。如果你认识某个在精神病科工作的护士或者助理医师，那你的运气很不错。
- 如果你患有边缘障碍的家人同时存在其他疾病，或许你应该先咨询该领域的专家，因为这样的治疗师更容易找到，而且可能会认识其他有治疗边缘障碍经验的治疗师。而这个治疗师或许有能力应对这两种或多种问题并存的情况。
- 如果当地有大学，打电话给大学的精神病学系。精神病学家通常都站在研究领域的前端。同时，咨询在大学学习精神病学科和心理学科的人，看是否有什么可以推荐的医生、方法等。
- 看自己的公司是否为员工提供援助项目，或许会有一些精神病医生的推荐。
- 查看当地杂志，或许会列有最好的精神健康专业人士。
- 注意当地媒体提到的精神健康专家。
- 每次和精神病医生或治疗师聊过之后，哪怕没有确认是否选择他，也问清楚他的名字。

评估医生／治疗师

在联系治疗之前，先在网络上搜索与其相关的信息。许多医生都有个人网站，以便患者和家属了解他们的治疗方式、兴趣等。有了心仪的治疗师人选之后，给他打电话或者发邮件，介绍你自己，说明情况。也可以留下语音消息，告知方便的时间等对方回话。

一旦对方回信，询问是否可以在电话上谈几分钟、问一些问题。治疗师回答问题的方式可以看出很多东西。一个好的治疗师会鼓励你多看几个治疗师，选一个合适的，也不会被你的一些问题冒犯到。

对"边缘型人格障碍"一词谨慎一些，尤其是在还没有确诊时。如果使用了这个词语，治疗师的脑袋里会马上出现一个有自杀、自残倾向的低功能边缘障碍者。如果患者的情况不完全吻合这个形象，需要谨慎使用这个词语。即使患者确实是低功能边缘障碍者，也最好先向治疗师描述患者的特征，给诊断留余地。

有时候医生的费用会让人很难办。要知道，医学专家也是收钱办事的，根据情况的不同，费用可能达几千美元。不要被医生办公室的昂贵装潢吓到了。不要带偏见，但也要相信自己的直觉。很少有人会说："我希望我没有相信自己的直觉。"

考虑医生时，有三个主要考量：硬性因素、软性因素、对边缘障碍的态度和立场。

|| 硬性因素

包含以下内容的问题：

- 是否接受新的病人？
- 怎么收费？接受哪种保险？
- 是否有特定的关注点和兴趣？（有的治疗师会与特定群体联系比较紧密，如少数族裔）
- 是否能够处理紧急情况？（普通的低功能边缘障碍者的话，这一点很重要。）是否在不方便时有候补医生可以替代。
- 教育背景和资质如何？（医生的资质应该受到国家级权威机构的认可，或者权威的高等教育机构认可。）
- 是否有执照？（这样才能保证医生能力与简历相匹配。打电话给执照颁发机构，或者网上查询确认该医生没有受到过法律或道德方面的投诉。）
- （若边缘障碍家属是孩子的话）是否有专门的针对未成年人的治疗经验或接受过相关培训？（有的治疗师没有接受过相关培训，他们可能只是更想治疗年轻一些的患者。有治疗儿童或青少年经历的治疗师也许比较少，所以寻找的过程可能更艰难一些。）

|| 软性因素

要解答下列问题，起码要亲自拜访一次医生。也或者，这些问题的答案可以随着时间流逝浮现出来。如果要找的医生是在标准化的治疗项目下进行治疗，那么大多数答案或许就在项目材料里。

- 医生如何看待自己在治疗中的角色？或者说其工作风格是怎样的？（这个因素很重要，然而许多人却常常忽视这个问题。一些医生的治疗属于"支持性疗法"，也就是着重于减轻患者的压力，谈谈最近的问题。有的治疗师会更加深入，或许可以帮助患者接触到自己行为的本质，并且带来实际的改变。比如，这类治疗师可能会发掘患者生活的负面模式，正是这样的模式降低了其生活质量。）

- 医生是否自信？（有自信的医生在治疗边缘障碍者时效果会好很多。如果一个医生能大方地承认自己不知道某个问题，回答问题时也不会过分为自己辩护，那么这个医生或许算得上对自己有自信。）

- 医生是否能仔细倾听、使人放松、创造一个令人接受的环境，同时还能在必要的时候，为了治疗过程的进行，对患者提出一些不那么轻松的要求？（观察医生是否有以下特质：同理心、灵活性、耐心、幽默感。）

- 医生如何看待性别角色认同[1]？（研究表明，性别角色认同在边缘型人格障碍的诊断过程中起到了很大的影响，这是一个易被忽视的因素，需要加以留意。比如，"欢迎来到奥兹国"中有女性说过，当她们对边缘障碍丈夫表达怨恨时，丈夫或许会不予理会，认为她们只是过分情绪化、易怒。反过来也是一样。对有的男性来说，无论感情中发生了什么，对方都认为是男性攻击性过强，或者有虐待倾向，而他们的边缘障碍妻子总像是受害者一样。）

‖ 边缘障碍相关因素

询问包含下列内容的开放性问题：

- 医生对边缘型人格障碍的看法？会如何治疗？（不要打断、认同或否定医生的回答。而要大略记下自己想要追问的问题。这样才能了解治疗师认为哪些

---

[1] 性别角色认同指个人认同所属文化中性别刻板印象的程度，即根据社会文化对男性、女性的期望而形成相应的动机、态度、价值观和行为，并发展为性格方面的男女特征，也就是所谓的男子气和女子气。

方面最重要。犹豫和声音都是一些医生态度的反映。确保让医生谈到边缘型人格障碍的定义、成因以及最重要的治疗。）

- 医生是否相信，在治疗边缘型人格障碍时，药物和心理治疗同等重要？（不是每个人都适合吃药，但总的来说，二者是同样重要的。医生对此问题的回答可以使人了解，他所认为的边缘型人格障碍成因。）

- 是否有过治疗边缘型人格障碍者的经验？（如果不采用"边缘型人格障碍"这个概念的话，就问医生是否治疗过某些特征或行为模式的患者，这些要提到的特征及行为模式就是患者的情况。）如果医生有此类经验，则询问治疗这类病人的经历有多久了。（如果患者是未成年人，家属自然希望由有经验的人为其治疗。）

- 医生是否有时间追踪最新的边缘型人格障碍研究？（这个问题非常关键，尤其是对精神病医生来说，了解相关药物的最新研究成果很重要。边缘型人格障碍是一个研究高产的领域，每年都有几百项研究公布。一定要选择紧跟变化的医生。因为正确的诊断容不得差错。）

- 医生如何看待家属受边缘障碍者影响的情况？医生是否接受家庭治疗？（家属是否参与治疗其实并不重要。理想情况下，如果医生能够了解边缘型人格障碍如何影响一整个家庭，那这个医生是最为称职的。）

- 若边缘障碍者还有其他障碍，询问医生是否有类似经验。若没有，询问医生会如何处理。

- 医生是否相信边缘型人格障碍是可以治愈的？如果相信，相信到什么程度？（医生的态度影响很大。大量研究发现，人们的行为会受预期的影响。哪怕最乐观的人也可能会说，完全治愈是不太可能的。无论医生如何回答，他们的回答也许是针对普通的低功能边缘障碍者，这些障碍者通常有自杀、自残倾向。如果医生的回答带有消极色彩，不要完全将其当作真理，要保留心中的希望。医生并不了解患者及其家属，甚至也许不了解治疗方面的一些最新成果。）

治疗师与患者的关系

心理健康专家慢慢认识到，成功的治疗里，只有15%左右与治疗师的治疗方法有关。另外85%取决于治疗边缘障碍过程中，患者与治疗师的关系[8]。数据显示，安慰剂效应都比治疗方法的作用更大，尤其是对一些边缘型人格障碍者更是如此，这些障碍者在以下方面存在很多问题：信任、自我价值、对抛弃的恐惧、建立亲密关系。

在心理健康的领域里，一段好的医患关系，需要治疗师有同理心、对患者无条件的真诚关心，也要给予肯定、建立信任。而患者在这样的良好关系中，会感到安全、受尊重、被理解。一旦患者感到安全，就能够冷静、理智地观察思考自己的行为，帮助其实现转变[9]。

医患关系的重要性给边缘障碍者与非边缘障碍者带来希望。因为十分了解边缘障碍的治疗师很难找，更不要说各方面都符合标准的治疗师了。

诊断

为什么精神疾病的诊断那么困难呢？著作颇丰的精神病学家、医学博士爱德华·德拉蒙德（Edward Drummond）说，心理疾病与身体疾病不同，"心理疾病无法直接观测，不是抗生素可以杀掉的细菌，也不是显微镜下可见的癌细胞。"也就是说，尽管我们希望能有更科学、更统一的明确心理诊断，但目前阶段还无法实现。

在努力获取精确诊断的过程中，不难发现医生的判断有不同的体系。一些专业的心理健康领域人士认为，诊断的价值很小，而且过于主观。在治疗过程中，他们更倾向于关注更具体的问题和担忧。当然也有例外，比如某种治疗方案（药物或心理治疗）明确显示出针对某种问题有很好的效果。换句话说，如果不能有效治疗，诊断也就没有意义。

这种看法的问题在于，没有考虑到，很多有效治疗都在发挥很大作用，包括针对边缘型人格障碍和其他一些脑部障碍的治疗。更看好治疗的医生认为，只要诊断得当，价值也是相当大的，可以帮助医生对各种状况有更深的理解、解决具体的问题，并助推各种对症下药的治疗方案。

治疗方案

在大多数时候，对治疗的讨论都比较宽泛、灵活。但患者与治疗师应该树立治疗目标，并确立实现该目标的方案。治疗方案应讨论：

· 是什么问题让患者决定接受治疗，比如"压力""空虚"以及这些问题对生活造成影响的严重程度（温和、中等、严重、极严重）。
· 治疗的具体目标，以及实现目标的必经阶段，如治疗方法、频率、用药。
· 除医生外，其他参与心理健康治疗的人员具体起到什么作用，以及何时评估治疗并做调整。

为儿童作诊断

因为孩子的人格还没有完全形成，医生会告诉父母，不要急着诊断，最好等到眼下的特征持续到成年时期再做判断。不过这个等待有些漫长，而且拖延诊断或许会在无意间使得孩子错失其所需的帮助。

医学博士罗伯特·弗雷德尔认为，从孩子两岁开始，如果父母觉得自己的孩子有边缘障碍特征，就应该带孩子去治疗。他还指出，《精神障碍诊断与统计手册》对边缘型人格障碍者童年时期的诊断是持肯定态度的，前提是症状持续时间超过一年。

他说："带去治疗起码可以帮助孩子在明确诊断之前的许多年，得到其他帮助。这就像先尝一尝香料的味道，然后把它加到汤里面去，但不一定得知道这种香料叫什么、是什么。同样地，既然孩子显现出了边缘型人格障碍症状，也可以在一个尚未确诊边缘型人格障碍之前开始治疗[10]。"

最重要的一点，是要区分一些典型的青少年特征与边缘型人格障碍症状的区别。行为本身并不是判断依据，行为的成因才是。

医学博士布莱斯·阿吉雷说："有边缘型人格障碍的青少年和典型的青少年

一样，会喝酒、鲁莽驾驶、吸毒、否定父母。不过，有边缘障碍的青少年吸毒、自残、对父母发怒，通常是为应对痛苦、空虚、自我厌恶、对抛弃的恐惧[11]。”

全面的心理评估通常会花上几个小时，而且可能需要多次前往评估地点。评估人员会与孩子、父母或监护人，或者其他有关的心理健康人员进行交谈。

评估通常包含以下内容：

* 描述孩子显现的问题和症状
* 健康、疾病、治疗等相关方面信息
* 父母及其他家人的心理疾病史
* 关于孩子成长、学校表现、朋友、家庭关系等信息
* 如有必要，也会谈有血液检测、照 X 光，以及一些特殊评估（比如心理、教育、讲话、教育等方面的评估）

精神病医生的报告会描述孩子的问题和诊断。这份报告就会是治疗计划的基础[12]。

告知诊断结果

一些心理健康专家认为将诊断结果告诉父母不会有多少好处。因为：

* 或许会使人认为诊断出的东西是无法改变的。
* 诊断可能被作为拒绝改变的借口。
* 父母可能认为诊断根本不重要。
* 可能会因为耻辱而沮丧、生气。

阿吉雷博士说，很多医生不会把诊断结果告诉父母，因为不想让父母难过，而且有的障碍也有类似的特征，比如双向障碍、品行障碍、多动症，这些障碍都更好接受，因为治疗难度比边缘障碍稍低。边缘型人格障碍是否会带来耻辱感，

是医生忧虑的问题，不是患者的问题[13]。

约翰·G.冈德森以及其他一些精神病专家认为，让边缘型人格障碍者知道自己的诊断是有益处的，这些益处包括[14]：

- 可以帮助患者减轻心理负担，也可以减轻与人的隔阂，因为患者起码能够了解到，自己的这种痛苦并不是没人分担的。有的网络社区里面，有很多边缘型人格障碍者在上面分享自己的信息，相互支持，这样的网络社区目前有几十个之多。
- 知道自己的诊断可以帮助患者研究了解边缘型人格障碍。任何一家正常规模的书店，都会有边缘型人格障碍的相关书籍（包括确诊障碍者的同理心指导），而且网上也有很多相关书籍。
- 可以帮助患者积极参与到治疗的规划中。边缘型人格障碍医生、医学博士罗伯特·L.特雷斯特曼（Robert L. Trestman）说："让患者积极参与讨论，并达成一致意见，是很重要的……双方都要认识到问题的严重性、干预的重要性，还要有参与治疗减轻症状、提升自主正常工作生活能力的意愿。不做到这些，治疗就很难有任何成效[15]。"

一些边缘型人格障碍者会变得非常愤怒——起码会在刚得知诊断结果时表现出这种愤怒。但这并不代表，边缘障碍者就不应该知晓诊断的结果，这毕竟是他们生活陷入困境的原因。如果得知自己面临如此重大的难题，以及自己的症状属于边缘型人格障碍，谁都会很愤怒。但即使是最初听到消息会感觉很糟糕的人，也会慢慢把确诊这件事看作人生中重要的积极转折点。

医学博士伊丽莎白·库布勒-罗斯（Elisabeth Kübler-Ross）认为，愤怒是人的悲痛过程里的一个阶段。其他阶段有否认、讨价还价、抑郁、接受。

也就是说，向坏消息妥协——包括确诊边缘型人格障碍，是一个必经的阶段。愤怒是一种很常见的人类反应（不过边缘障碍者的愤怒会更激烈）。有的人会度过这个阶段向前，有的人会徘徊不前。

有时候医生不会将诊断结果告诉患者，医生这么做也是有考虑的，而且对患者来说可能也更好。也许医生是想要积累更多地新的治疗方法的相关知识，并不是有意隐瞒或者不信任患者。

耐心：治疗需要时间

不要低估了改变的难度。学习曲线之所以叫作学习曲线，就是因为这个过程不是那么直接简单的。无论心理医生技术多么高超，无论药物多么有效，都不可能马上就把边缘障碍者长久的感知模式一下子改变。边缘障碍者一直以来都以自己的方式感受自我，感受自己爱的人，感受世界。

马哈利解释说："尽管也受到治疗的一些激励，并且有动力改变，但有的边缘型人格障碍者还是会花更多的时间，来获取信息、理解一些事情，并做出改变。尽管边缘障碍者无法在理智上感受到，但他们确实需要克服很多根深蒂固的思维模式，这些思维模式有时会反复打击自己。治疗边缘型人格障碍，就好像要层层剥开一颗巨大的洋葱，而且只能是一次剥一层，不能操之过急[16]。"

安德里亚·科恩同意马哈利的说法。科恩说："边缘障碍患者需要花一些时间才能理解自己的感受。他们总是说：'这都是他的错。'要让边缘障碍者承担自己那部分责任很难。可能要花上几年的时间才能梳理好这个问题[17]。"所以在边缘型人格障碍的治疗过程中，要注意调整自己的期待。要学会看到进展的一面，不过任何事情都总是又顺利也有挫折的。

医疗保险

因为《精神障碍诊断与统计手册》里边缘型人格障碍的诊断分类方法，保险公司很难为边缘型人格障碍付费。

轴 1 与轴 2

《精神障碍诊断与统计手册》的障碍评估有五个"轴"（部分）[1]，虽然总共有五个"轴"，但只需关注前两个。

- 轴 1：临床障碍，包括主要的心理障碍，如双相障碍、临床抑郁及发展失常、学习障碍。这些都是"可治疗"的。
- 轴 2：普遍、持续、长期存在的人格状况以及智力缺陷。这些是"不可治疗"的。

"多轴方法"的目的，是帮助医生判断障碍的影响，并计划治疗。然而在实际运用中，保险公司会根据其定义拒绝包含轴 2 状况的治疗，因为它是"不可治疗"的，注定只是浪费金钱。

边缘型人格障碍和其他人格障碍都属于轴 2 障碍。因为许多边缘障碍者也有轴 1 的障碍，以临床抑郁居多，所以有一些治疗保险公司也会付费。但付费的这部分治疗不足以治疗边缘型人格障碍。管理式医疗是一种尽量减少服务的医疗方式，会使得治疗难度更高，问题更加难以解决[18]。

幸运的是，虽然基数不大，但越来越多的保险公司开始为边缘型人格障碍者支付辩证行为治疗的费用，因为研究显示，辩证行为疗法降低了住院率，也减少了医院的急诊数量。

美国心理学会的内部刊物《心理学观察》（*Monitor on Psychology*）采访了一些专家。这些受访者表示：

- 治疗师通常认为保险公司会仔细考虑，只要向其仔细说明边缘人格障碍的长期治疗，保险公司就会站在自己的角度上选择最佳方案。
- 当雇主承担保险时，患者或其家人可以和雇主一起投诉保险公司对索赔的处理。
- 一旦遇上恶劣的保险公司，治疗师会联系美国心理学会及当地的州级心理协会，美国心理学会会追踪情况，也许还会与保险公司沟通[19]。

普通医疗保险

大多数保险项目和健康维护组织都会为心理治疗提供保险，很多还会包括心理咨询。然而，因为不同类别的保险差别很大，应仔细查看门诊及住院两种在保

---

[1] 《精神障碍诊断与统计手册》的最新版已经放弃了"轴"的分类方法。

险上的区别。尤其注意以下方面：

- 保险公司会付多少，你自己要付多少，包括住院、门诊，或两种同时进行的年免赔额。不同的种类免赔额可能会不同。
- 每次看诊所需的共同支付部分。不同的保险公司，针对医疗体系内的医生和体系外的医生有很大区别。（如果中意的医生属于体系外，也可能值得多出一些钱）
- 一年里保险公司为门诊和住院治疗所能够支付的上限是多少。
- 保险公司能够支付的门诊次数和住院天数。不同治疗师在有限的时间里能达到的效果区别很大。
- 保险公司是否有一些指定的心理医生。如果有，索要一份完整名单。
- 是否需要主治医生的首肯。
- 遇到紧急情况需要怎么做[20]。

此外，全国边缘型人格障碍教育联盟建议，预先询问以下问题：

- 如有额外费用，测试、设备、药物等各项的费用是多少？
- 每次收费间隔时间多长？有什么其他支付条款（比如三十天全付）？
- 哪些是可以接受的保险和支付形式，如医疗补助计划、医疗保险、私人保险、信用卡等。
- 附加社会保障收入是否会受影响？会如何影响？
- 专业的财务顾问是否能够对收费程序做出令人满意的解释[21]？

如果保险公司只为指定的心理医生的服务提供保险，询问保险公司是否有例外。告诉保险公司，医生可能会拒绝家属去医院或者急诊室，这会为其省下一些钱。

同样地，如果低价药物看似能起到同样的效果（也许实际上并没有），那保险公司可能不想为价格更高的药物支付费用，这样的情况下，询问你的医生或者药剂师，是否可以提起申诉。做到以上这些，或许在药物方面就不会有其他问题。

治疗师对治疗的看法

拜伦·布罗莫（Byron Bloemer）是威斯康星州的治疗师，他治疗边缘障碍患者采用的是折中方法。以下是他对治疗的看法 [22]：

和可能合作的治疗师谈话时，你可能会感到害怕或者紧张，觉得有一些问题不太好开口。但该问的还是要问。如果治疗师不能忍受你的问题，也许这个治疗师根本就不适合你。

好的治疗师会避免过多地被患者的痛苦所影响，这样才能把握好治疗的进展。在关心患者和保持距离这两极之间，治疗师需要找到一个合适的平衡点，才能让患者在治疗过程中取得进步。将距离保持到一个专业的限度范围之内，可以保护治疗师与患者的关系。如果说患者的情绪起伏对我影响过大，那我就很难再为他／她治疗。这需要治疗师有经验、自信，以及理论上的造诣。

治疗要取得效果，需要治疗师理解到，患者是在解决自己的人生问题。治疗师只是在这段人生旅途中起到帮手的作用。

治疗教育是个大问题。大多数心理医生都是接受的全科教育。《精神障碍诊断与统计手册》有九百多页，只有小部分是关于边缘型人格障碍的。即使是博士或者硕士学习时，也很少有关于边缘型人格障碍的专门具体内容。最终，在学习结束后，会有一些人去上专门的边缘障碍课程，继续在教育优势这一项上加分。

有经验的治疗师可以依据直觉判断，需要花多少时间和患者交谈其过去、现在的生活，以及当下的情感需求。这要看治疗师的处事能力和理解速度。很多边缘型人格障碍患者是非常聪明的人。

治疗中，我会做的第一件事就是评估患者管理自己情绪的能力，不然治疗就很难进行。如果患者的情绪管理能力较低，我会推荐他们，在药物起效前听一些可以让人放松的光盘。我会让患者做一些注意练习，以及其他一些练习，并和患者谈论一些不好的经历。我们会仔细谈论整个过程，并聊一聊下次发生同样的事情要如何控制自己。

我的患者有许多高功能边缘障碍者，他们没有自杀倾向。他们能够控制自己的情绪。可能是因为他们的心理医生很不错，而且药物的作用也很好。也可能因为他们有很多信息源和不错的职业生活，能够保持自我感觉还行。也可能因为他们的伴侣很可靠、不善变。这些因素都会有帮助。但哪怕是这样的高功能患者，也可能会一天打好几次电话哭诉自己的危机。

治疗师和心理医生的交流非常重要。但因为心理医生都比较忙，这可能很困难。通常我会给患者的心理医生写封信，介绍患者的症状，告诉心理医生我的诊断和治疗计划。有时心理医生会回复我。有的会给我一条语音邮件，告诉我他们在患者身上感受到的东西，以及他们的一些方法、准备如何干预、会给患者用什么药、有什么计划。当双方在一开始就能顺利配合，情况就非常理想了。

我个人会花很多精力强调患者的内在力量和取得的成功。有一个病人，我特别注重她对别人的关心和照顾，不会谈她最近精神崩溃的经历。回顾一周时，我会多去谈她情绪稳定的六天，不去谈她失控的那一天。我会问她："你是怎么同时和丈夫保持这么好的关系的？这很了不起。"我这样和她对话的话，她离开时会感到成功、快乐、乐观、自信。

我对自己大多数患者都很同情，尤其是那些积极改变和感情比较脆弱的。有时一个病人一天给我打几次电话，我会觉得沮丧、疲劳。尤其有时候晚上十一点打电话过来——有时候还要更晚。我觉得大多数治疗边缘型人格障碍的治疗师都对患者很同情，尤其是患者攻破治疗师的戒备心的时候。

医学博士布莱斯·阿吉雷的看法：为未成年边缘障碍者作诊断

医学博士布莱斯·阿吉雷任职于美国马萨诸塞州贝尔蒙麦克林医院的青少年辩证行为疗法中心，是该中心的医疗总监。以下是对他的采访[23]：

克雷格：给儿童作诊断要如何入手呢？有什么测试吗？

阿吉雷博士：目前，医生在处理情绪问题（尤其是愤怒）时，要考虑的问题越来越多，但诊断主要还是要依据《精神障碍诊断与统计手册》。青少年的关系可能比较混乱，不明确自己的自我和价值，而且还会有自残行为，过于冲动或者感到空虚。青少年也可能会显示出一些认知损害，比如不理智的信念、偏执或者分离。据我所知，除了边缘型人格障碍者以外，儿童很少会同时出现这些症状。

父母通常告诉我，孩子被确诊为其他障碍，但这些障碍的症状看起来并不吻合，而且药物也没有效果。

有时边缘型人格障碍会有家族遗传。我们想在未来的研究中包含基因检测。我们还想研究，哪种标准可以帮助促进青少年的边缘型人格障碍诊断。我们希望，最终可以发展出一套标准化的问话模式，帮助医生分辨边缘型人格障碍和普通的青少年行为。我们还希望未来成像技术的发展可以识别出边缘障碍孩子大脑中的异常。

克雷格：诊断方面父母该如何配合医生？

阿吉雷博士：不管是哪种诊断，医生越熟悉症状，就越能辨别情况。因为小孩还不会开车，在性方面也没有过多的活动，所以我个人会考虑观察一些其他的冲动和破坏行为，比如翘课、早恋、晚上溜出家门这些行为。

症状超过一年的青少年，通常有长期的自杀念头，明显的自我厌恶、自残，将关系过于理想化或者过于贬低，看事情非黑即白，不彻底就没有意义的这种极端思维方式。

他们对被抛弃的恐惧很深。许多人都发现，这些青少年反复考验自己爱的人，让对方证明对自己的爱，但他们明知道这些考验对关系有很大的破坏效果。

克雷格：怎么区分边缘型人格障碍和其他障碍的区别呢？

阿吉雷博士：主要区别在于自毁式行为的程度、自我厌恶的程度、自杀倾向的严重程度。

自我厌恶是边缘型人格障碍很独特的一个特点。自残在对立违抗性障碍和行为障碍中都很罕见，不过在临床抑郁中更加常见。注意力缺陷或者多动症的冲动，与边缘型人格障碍的冲动较为相近。

虽然有边缘型人格障碍的青少年很有攻击性，但在我们接收的患者中，这个症状并不常见。一般情况下，如果有边缘型人格障碍的青少年很有攻击性，他们会在事后感到羞愧、后悔。有行为障碍的儿童通常不会在乎自己是否伤害了别人（或者起码看起来不在乎）。

有两件事是明确的。第一，成年边缘障碍者能够认识到自己的症状，自童年或青少年时期起就饱受其扰。第二，有的青少年的一些症状和边缘障碍如此吻合，不诊断、不治疗是不道德的。

第二部分

保护自己免受边缘型人格障碍者的伤害

本书的第一部分我们已经介绍了，边缘型人格障碍是如何损害个体的思考和感受，并反过来影响个体的行为，导致暴怒、操纵、过度指责批评他人。之前我们说到，对边缘障碍者的行为做出的一些回应，可能会建立起负面的行为模式，让双方都感到沮丧、不愉快。

本书的第二部分包含五种方法，帮助理清自己的思路、学习特定技巧，并帮助专注于自己的事情，而不被边缘障碍过分影响。这些方法包括：

方法一：重新掌控自己的生活
方法二：了解自己深陷的处境
方法三：积极有效的交流
方法四：过犹不及：如何建立你的心理界线
方法五：学会如何保持界线

每一种方法都以前一种为基础，学习顺序很重要。不管学什么，都是熟能生巧的过程。由简入难，利用好自己的资源和基础。需记住，学习是一个过程。

这些方法基于一些正式或非正式的研究，这些方法针对不同个体呈现的差异是无法预测的。边缘型人格障碍是多面的，边缘障碍行为非常难以预测。因此在学习过程中，请根据自己的特定情况灵活运用。

边缘障碍者的家人在咨询心理健康人士时，重点应该是咨询者，也就是边缘障碍者的家人。不要忍受边缘障碍者的虐待式行为，这对他也不会有任何帮助。请记住，边缘障碍者及其家人的安全，才是最重要的事情。

不断掌握这些方法，可以

- 减轻一些压力和指责
- 更加自信，更加了解自己是谁、自己需要什么
- 找到重心
- 减少低效的、充满攻击性的对话
- 增强解决问题的技巧
- 学会在帮助边缘障碍者时，不抱着"拯救"的心态
- 给彼此设置界线时更加自信，你不会轻易让步

阅读完此部分以后，整理自己所学的东西，确立优先级。如果这本书是你自己的，可以划出重点。读完以后，看自己划的重点，选择自己会实践的部分。开始时，尽量简单容易一些，下一章就会有一个呼吸训练，这不失为一个好的开始。

接下来，请参看本书最后的书目部分，书目按照方法分了类，便于读者选择。读完此书当然不是学习的结束，读者也可以在网络上、书店里拓展自己的学习，或者报名一些感兴趣的课程。

不要期待完美。学到的方法需要不断的练习。有的方法难一点，有的方法简单一点，这很正常。有的习惯需要改掉，有的习惯需要养成。如果觉得有点喘不过气了，就要适度调整。如果不想一下子做太多事情，也没有太大关系。不用操之过急。改变会经过不同的阶段，从一开始的想法，再到一些小的尝试，再到认真地准备，最后是行动和保持。

与边缘障碍者的关系改变过程中，也会有不同的阶段。在边缘障碍者认识到自己的障碍之前，他们会有一个困惑的阶段。边缘障碍者想要改变自己的家人时，是一个外控阶段。当边缘障碍者开始审视自己，他们便进入内控阶段。还有决定阶段、解决阶段（也就是实施自己的决定，做必要的改变）。

现在开始学习这些方法吧！

7　方法一：重新掌控自己的生活

睡一个好觉应该是人的一项基本权利。

——《大脑使用手册》（*The Owner's Manual for the Brain*）作者

皮尔斯·J. 霍华德（Pierce J. Howard）

家中有一个边缘型人格障碍者带来的压力，可能会导致一系列的身体和心理问题。这些问题有的温和，有的严重，包括以下这些：

- 易怒、爆发
- 无法入睡，或者容易醒
- 咒骂
- 失控大哭
- 无法专心
- 易受惊吓
- 总体上对生活和各种活动失去兴趣
- 情感麻木
- 无意的体重增减
- 无助感、耻辱感
- 疲劳、虚弱
- 无法解释的身体问题（如头痛、胃病）

- 对性失去兴趣
- 抑郁、恐慌发作，或者其他心理问题

非边缘障碍者的压力，与边缘障碍者有关。非边缘障碍者生活中的各个方面都会有一些问题存在，像经济上、关系上、工作上。而且，如果想通过隔绝逃避来摆脱耻辱感，只会越来越缺少社会支持。每一种困难都对心理和身体健康有严重的影响[1]。

方法一是其他所有方法的基础。如果过于疲劳、分心，或者不在状态，就无法安全、有效地实施这些方法。不管是本书中提到的方法，还是其他什么方法，都是同样的道理。

如果自己的自尊都受到了损害，就更难帮助边缘障碍者提升自尊心。对边缘障碍者咬着牙说"我爱你"并不能使其安心，必须要先解决愤怒的问题。如果过于顺从或者取悦有边缘障碍的伴侣，只会失去自我，那还有什么意义呢？

寻求支持

边缘障碍者需要一个治疗团队，其家属同样也需要一个支持团队。支持力量包括朋友、其他家庭成员、社区的帮助，必要的话还可以包括治疗师。

给自己找一个治疗师

一个部门里采用辩证行为疗法的治疗师一个月会交流两到四次，相互听取意见。连接受过边缘障碍训练的治疗师都需要相互支持，更不要说边缘障碍者的家人了。

治疗师和边缘障碍者本身没有感情上的联系，所以他们看待家属面临的情况时，不会有偏颇。除了倾听家属的感受，他们也会告诉家属，边缘障碍者眼中扭曲的世界和真实情况是不一样的，并指导如何区分，帮助家属意识到自己在关系中的角色。治疗师也会提供实际的帮助，比如对行动步骤给出建议，或者在练习新的交流技巧时给予帮助。

有的非边缘障碍伴侣常陷入不健康的关系模式。治疗中会对其进行深入发掘，避免再次发生。如果边缘障碍者与伴侣有共同的未成年孩子，这个孩子也需要得到支持，具体视家庭情况而定。多多留心很重要。混乱、充满争论的家庭环境对边缘障碍孩子影响很大，很多非边缘障碍父母总会低估这样的影响。

许多边缘障碍者的兄弟姐妹，或已成年的孩子，有两个问题需要面对。一是在当下要应对该障碍者，二是要检查自己的性格受了何种影响。

朋友和家人

如果说本章哪个内容最重要的话，那就是：不要把自己与他人隔绝开来，一定要与他人多多接触。不要因为脸上无光，或者因为一些威胁（不管直接还是间接的），就把自己隔绝起来。这样子生活是不可能的。

家人和朋友能做的最好的事情就是倾听，但不一定需要给出答案。家人与朋友或许并不能理解非边缘障碍者的经历。事实上他们也很难、无法理解，但这本身并不要紧。非边缘障碍者需要倾听的耳朵和拥抱的双臂。建议与答案不是不可或缺的。

可以靠朋友来帮助自己不偏离现实。与边缘型人格障碍者的关系很容易让人忘记什么是正常的。如果有两个或者以上的朋友给出了同样的建议，即使不想听也要仔细想想这些话。（另一方面，如果觉得受到批判或者贬损，就找其他人帮助。和所有事情都一样，求助这件事也讲究平衡。）

在有的情况里，给予帮助和支持的人最好是与危机无关的人。如果支持者与边缘障碍者的关系较近，他们就无法保持不偏不倚。使非边缘障碍者感到安全的人，是最好的倾诉对象。

团体

团体是人感到自己属于一个更大的社会集体。一个团体的人关系相互交错，有共同的价值观和兴趣，还有共同的历史。不管是小团体还是大团体，不管是邻居还是网络社区，这些连接都很重要。

现在只需要按按键盘，就能找到网络上成千上万的社区。像"欢迎来到奥兹国"，就是围绕边缘型人格障碍建立的社区。还有很多社区按兴趣、地理、信仰、年龄、种族、性别等等划分。喜欢明星、书本、电影、乐团的人，也能在网络上找到志趣相投的人。哪怕是喜欢满月时在水里编篮子这种奇怪的事情，搞不好都能找到自己的社区。

在自己居住的街区也存在团体。花时间认识自己的邮递员、药剂师。出门遛狗的时候是不是总有个人坐在路边的院子里，也和他打个招呼吧。教堂、工作单位、学校都存在各种团体。

不要个人化 [1]

把别人说的话过于个人化，只会给自己带来愧疚、耻辱，丧失自尊，最终陷入恶性循环，总觉得自己哪里不对，但最终也无法改变别人的行为。人的行为与大脑是紧密相关的。

个人化分两个阶段。就好像慢镜头里的车辆碰撞测试的假人撞上挡风玻璃，实际上是发生了两次碰撞。车子撞墙，这是一次碰撞，紧接着，假人（或真实碰撞中的真人）往前冲，撞上挡风玻璃，这是第二次碰撞，也是真正致命的碰撞。

当一个人过于个人化时，就会发生类似的"二次碰撞"，不过更加微妙。首先是边缘障碍者的行为：指责、侮辱等。这相当于第一次碰撞。紧接着，非边缘障碍者的脑子里想的是：

- "肯定是我做错了什么惹到她了。"
- "他这么做就是诚心要伤害我。"
- "她都这么说我了，我真的是这样的吗？"

---

[1] 个人化为社会心理学名词。所谓个人化，是指人们把自己当作整个世界，认为世界上的一切都或多或少地与自己有关。不幸的是，这些人往往会觉得自己根本没有权力和能力来控制一切。相反，更多的情况是，他们往往处于其周围人的压力、包围和监视之下。

这些想法就是第二次碰撞，将对方的行为个人化对待。第一次碰撞或许无法避免，也就是边缘障碍者所说所做的。这些言行会伤人。但非边缘障碍者可以避免没有正面价值的二次碰撞，因为这次碰撞只在非边缘障碍者的脑中出现，而自己的思维是可以被控制的。

伊莱娜·萨维奇（Elayne Savege）博士著有《不要个人化》（*Don't Take It Personally*）一书。她说："人太个人化的时候，觉得世界都围着自己转，什么都是'我''我''我'。如果忽视另一个人身上的变化，就无法产生同情或者设身处地地思考。"[2]

提醒自己，边缘障碍者那些无意义、不恰当的行为，都是因为大脑障碍，而且这种障碍是有科学解释的。如果发现自己开始把事情个人化，请重读本书第一部分。让那些章节的内容为你保驾护航。

控制自己的情绪

是否经常感到自己快疯了？想在沮丧时大喊、打沙袋、埋在枕头里哭泣？有一个边缘障碍家人确实让人多出很多烦恼。因为篇幅关系，我们主要谈一谈四个方面的问题：忧虑、愧疚、低自尊、愤怒。

忧虑和愧疚是非边缘障碍父母常面临的问题。边缘障碍者的孩子往往终身都困于糟糕的低自尊中。愤怒是在伴侣间影响最大的情绪，尤其是分居的伴侣。（父母则往往会把愤怒转为抑郁。）每个人都感到很无助。

不要忧虑，快乐起来吧

障碍的本质就是：不可预测、一点就着、情绪转换快。这些特点都让未来更加不确定（这里说的未来，可以指接下来的五分钟，也可能是十五年之久）。所有人都会有自己的忧虑，但低功能边缘障碍者的家人的忧虑是一整天都不停歇的，因为他们要担忧的是像自杀这样的事关生死的问题。

戴尔·卡耐基（Dale Carnegie）的《如何停止忧虑，开始生活》（*How to Stop Worrying and Start Living*）是一本销售了几百万本的经典书。这本书在 20 世纪中叶出版，其中的建议在当时是宝贵的人生指导，直到现在，这些建议也丝毫没有过时。无论是四年级的孩子担心自己搞砸了数学考试，还是总统辩论美国是否该参与世界大战，此书中的技巧都会发挥价值[3]。

‖ 卡耐基的问题解决方法

非边缘障碍者在关系中感到无助，甚至会忘记自己具有正常解决问题的能力，往往会在搜寻或思考答案之前就放弃了，或者是太过抑郁和沮丧，无法清楚地思考。

想要做一个解决问题的人，而不是一个只会忧虑的人，需要学会划分自己的世界。感觉糟糕的时候，就不要假装没事。喊叫、尖叫、哭、对着墙扔东西，然后再睡一觉。醒来以后，煮点咖啡或者茶，进入解决问题的模式。多去想自己能做什么，而不是不能做什么。向朋友和家人求助，寻求不一样的视角。

下面几个步骤是成为"问题解决者"的关键：

第一步：一次只想一个问题。把问题相关的事实都罗列出来。卡耐基认为，我们有一半的忧虑，都是由于在没有掌握所有事实时就开始做决定。

第二步：分析事实。比如，买东西时先别急着说自己买不起什么东西，做一张预算表，看是否能在其他地方省下钱。又比如拿时间来说，时间也是个稀缺资源，每个人的时间都不够，但确实又有人优哉游哉地看着电视上的真人秀节目。要衡量什么东西对自己最重要。

第三步：得出结论，开始行动。不要过早放弃，因为解决问题本就不轻松。另一方面，也不要过于执着一种明显不起作用的方法。（二者的区别通常是时间上的区别。如果等待了几年，边缘障碍者都没有什么大的变化，就该试试别的方法。）必要时需要调整自己的计划。

不要愧疚

疼痛的目的是要告诉大脑：这样是不对的。"好的疼痛"让我们注意到自己受的伤、生的病。没有疼痛，人可能血流光了才反应过来。还有一种"坏的疼痛"，是一些慢性的"无用的疼痛"，这种疼痛没有任何意义。

愧疚就像是一种疼痛。如果一个作家发现交稿日期快到了，但还是在刷网页，"好的愧疚"就能让其开始工作，出版商也不会被吓得心惊肉跳。"坏的愧疚"则对谁都没有好处。愧疚的来源可能包括：

1. **先天**：父母的生理本能会使之产生一种愧疚感，总觉得自己做错了什么，不然自己的孩子就可以成为美国总统。对自己的要求不要比对专业人士的要求还高。

2. **文化**：社会认为，母亲应该对孩子的行为问题负责。这种观点非常普遍。比如：据说"冰箱妈妈"[1]会导致孩子自闭；一个母亲就算爱自己的孩子，但如果总是无意间排斥拒绝自己的孩子，这可能会导致孩子患精神分裂。

3. **刻板印象**：我们在第 4 章谈过此问题，很长时间人们都相信，所有边缘型人格障碍者童年都受过虐待。父母，尤其是父亲，常饱受质疑。

4. **家庭成员**：如果非边缘障碍者想设置一些界线，或者坚持自己的立场，边缘障碍者往往会激起对方的"愧疚"。边缘障碍者的父母，或已成年的孩子，特别吃这一套。

愧疚是非边缘障碍者的敌人，原因有两点。第一，愧疚使人感觉很糟，使人痛苦。第二，愧疚破坏人的正常思考，使人做出错误的决定。我们会在下一章谈到第二个问题。对于第一个问题：在感到愧疚时，告诉自己，愧疚是一种自己无法承担的东西。尽管很难控制，也要尽力克服愧疚感，把精力放到其他地方。

自尊心：一个人的自尊能有多低？

自尊心较低的人大多时候都会质疑自己的能力，他们不会去想自己身上好的品质，也不会为自己的成就感到骄傲。低自尊的人的失败显得很突出，对自己的评价卑微得不行，而且总认为他人的价值大于自己，当没有受到别人的尊重，也会认为这是自己应得的。

非边缘障碍的低自尊原因很明显。克里斯的前女友特里是一个边缘型人格障碍者，他给她的信里写道："因为你时常毫无预兆和道理的指责、唠叨、批评，

---

[1] 指对孩子比较冷淡的母亲。

以及那种时常萦绕的敌意，我的自尊心越坠越低。哪怕我独处的时候，也感到没有摆脱你的批评、唠叨、斥责。慢慢地，我真的觉得自己很笨拙、愚蠢、不卫生、粗心[4]。"

"欢迎来到奥兹国"的家庭版块，有一个非边缘障碍者发布的帖子说道："每次他开始生气，开始批评，我就会质疑自己。他的愤怒好像总是特别有道理的样子。这让我感到自己很渺小。因为争辩是没有意义的，我都全盘接受。我知道只要自己挺挺就会过去了，接着就会恢复到'平常'（对我们来说的平常）的样子。当时我完全不知道，这相当于慢性自杀。"

其他低自尊的原因没那么明确。卡洛琳·迪鲁（Carolyn Deroo），是《我做对了什么》（*What's Right with Me*）一书的联合作者，她说：

"在我们所处的文化中，我们从小听到的就是，只要做正确的事，一切都会船到桥头自然直。但有的困难不是我们本身能够控制的。也许什么都做对了，甚至已经很完美了，但还是很挣扎。在这种情况里，我们的自我感受就会很糟糕，质疑自己所做的是否正确。

每当身处困境就开始质疑自己，这种思维方式应该慢慢舍弃掉。虽然有时看起来好像是自己的原因，但需记住，生活就是这样，做得再好也会有不如意。也不要把自己和他人作比较，因为我们也不知道别人的具体情况[5]。"

迪鲁认为，关系比较动荡的人，反而对自己的看法更加平衡，因为他们都在不断地学习正确地评估自己的力量。回忆那些对现在和过去的你来说重要的人。他们对你表示欣赏时说了什么？你的一生中获得过那些赞扬？

写下答案。鲁迪说："把那些赞美白纸黑字地写出来，感觉会很好。写的时候，想到这些人的感知能力没有受大脑障碍的影响，是不是会觉得他们的评价更加有说服力。起码不会比边缘障碍者缺乏说服力。"

下一步是直接询问自己最信任的人。听取他们的建议。越是不好接受的话，可能越该仔细倾听。比如：你只管边缘障碍者，那你自己呢；你自己对自己的看法呢；自己眼里自己的优点呢？

如果父母是边缘障碍者，且毁谤其子女，或者把自己的利益置于子女之上，子女会感到没有价值，或者觉得自己有很大缺陷。这很好理解。这样的情况下，一定要告诉自己："过去的已经过去了。我现在不是小孩子了。现在这是我自己的生活，我要和爱我的人、让我喜欢我自己的人待在一起。"最好寻求专业的意见，慢慢向正确的方向前进。要先学会信任自己、相信自己的感受，才能找回自尊心。

愤怒

愤怒往往预示着，有的东西必须改变。生气的是什么？对谁生气？生气的原因是什么？这些问题的答案可以提示自己，是哪个方面需要改变了。当边缘障碍者过分越界的时候，其家庭成员就会变得愤怒。很多时候边缘障碍者意识不到人与人之间的这种界线。非边缘障碍者会对自己感到生气，会对障碍、对医疗系统、边缘障碍者，都感到生气。

有的非边缘障碍者意识不到自己的愤怒，因为他们不断压抑着愤怒。无处安放的怒气渐渐深入骨髓，成为一种慢性毒害，导致抑郁，甚至渐渐堆积成憎恨和暴怒。家庭成员（尤其是伴侣）经常会慢慢累积怒火，知道怒火在愤恨中爆发，因为他们从不让自己的心愿流露出来。这种情况是非常常见的。

研究表明，隐忍的怒火会导致溃疡、心脏病、高血压、头痛、背痛、抑郁、疲劳[6]。从自己的愤怒中学习是很好的一件事，管理愤怒是最基本的。当别人误解了自己的为人或者意图，告诉自己："我不必向任何人证明什么。"尽量将自己的亲人与其边缘型人格障碍分开看待。

找到安全、健康的方法来释放自己的愤怒。找一个私密的地方，假装自己正面对着那个让你感到生气的人（哪怕是你自己）。大声地告诉这个人你心里想说的话。你会发现，对面这个人是个不错的倾听者。或者也可以写一封不会寄出的信，这也是一种替代办法。可以多写些大写字母和惊叹号来代替说出口的情绪。

做这项练习时，或许会惊讶于自己口中说出来的东西，可能会发现自己不曾察觉的一些感受和想法。目前的情况对自己的全盘影响，以及交织的情绪，或许可以真正让自己同情自己。

学会接受

- 接受现状，承认有的事情是在自己控制范围之外的。告诉自己，自己不是这种状况的原因，自己无法控制，自己也无法以一己之力改变，
- 人只活在当下，而非过去或者未来。不要停留在过去的阴影里责怪自己。
- 逆水行舟，不进则退。学不会接受，就只能看到自己缺乏的东西。接受最坏情况，才能看见自己真正拥有的东西。

这可能听起来不太老派。但实际上这样的方法早有源头，甚至可以回溯到 7 世纪的中国，但我们还是简单说说 140 年前的美国先锋吧。劳拉·英格尔斯·怀尔德（Laura Ingalls Wilder）是"草原小屋"（little house）系列书籍的作者，20 世纪 70 年代改编的电视剧非常成功。在现实中，劳拉和家人的生活艰难，生存吃力。

在她的书《漫长的冬季》（*The Long Winter*）中，劳拉描述了暴风雪来临时，一家人躲在厨房的情形，靠面包和茶生存。一家人体重骤减，差点饿死，所幸劳拉后来的丈夫冒着生命危险拿了些粮食。为了把干草拧成柱状丢进炉子，劳拉的手擦伤很严重。劳拉和姐姐冻得快动不了了。后来他们躲进铺盖里，还是能看到呼出的白气。但这样他们也没有抱怨。怀尔德写道："我们知道只能坚持下去。"

大多数时候，劳拉都很快乐。她认为自己的童年很不错，其文字陪伴了一代又一代人。如今，我们已经不再说："我们只能坚持下去。"我们失去了这样的能力，我们相信一切都可以控制，也认为一切都理应在控制之内。一旦有什么事无法完全掌控，就总得找个人来怪罪。

开始的时候，先学着接受一些小事情。比如说，"欢迎来到奥兹国"有一个女人发现，自己总为一些日常的小事情发太多火。每次找不到重要的邮件，或者东西买错了型号，她的情绪都会很糟。有一天，她决定改变自己的方式，不再期待所有事都一帆风顺。现在，找到自己的剪刀，或者找到记着重要电话的纸条，这样的事情，都会让她感到惊喜。

最坏的情况也可能会发生，一旦接受了这样的可能，人的心情也就很难往更低处跌，人也不会过分地批判一切。总的来说，造成痛苦的不是哪件事情，是我

们寄托在事情上的价值判断。换句话说，看待事情和人的方式，对感受有很大影响，而且这种方式和事情本身是不同的。

笑是良药

莫娜（Mona）和她的老公巴尼（Barney）在自己的地里散步时，莫娜的手机响了。打电话的是吉尔（Gil），吉尔是他们的孩子，是一位边缘型人格障碍者。他又丢了工作（被炒掉了），还丢掉了自己住的公寓（被逐出了）。他想问是不是能够回家住一段时间（父母愿意让他住多久，他就会住多久），可以省一些钱（往往都用来买毒品），好付第一个月的房租，也存一笔钱以备不时之需（可能还是买毒品）。

这是个坏消息。莫娜跟吉尔说她会给他回话，接着她和巴尼继续安静地散步。等红绿灯时，他们一起看到了前面的车尾贴上面的笑话。

笑话特别好笑，他俩笑得眼泪都快出来了。结果你瞧，笑完后，他俩都感到轻松多了。

微笑和欢笑都能产生内啡肽，一种与吗啡相似的化学物质，可以减轻疼痛、放松身体。内啡肽会加强免疫系统，从而帮助抵抗疾病、加速康复过程。父母之间也常使用幽默这一手段。比如，"欢迎来到奥兹国"的父母们制作了一份有趣的列表，叫作"父母和其他监护人坚持下去的原因"，这些原因包括：

- "我们是经济的中坚力量。要不是我们，心理健康领域就衰退了。
- 我们就喜欢说行话。
- 这只是摇滚，但我就是喜欢。[1]
- 不然还能干啥呢？"

有时，家庭成员之间互相幽默一把，减轻压力和愤怒，也便于应对一些敏感

---

[1] 原文 It's just rock'n roll, but I like it——滚石乐队著名歌曲《这只是摇滚》（*It's just rock'n roll*）歌词。

问题。所以一些很不合适的话从职业脱口秀演员的口中说出，也就不那么要紧，但若是别的人说同样的话，可能就有麻烦了。恰当的时候是可以使用这种幽默的（边缘障碍者不在场的时候）。既然纳粹的玩笑可以开 [电影 / 剧本——《制作人》[2]（*The Producers*），电视剧《霍根英雄》[3]（*Hogan's Heroes*）]，边缘型人格障碍的玩笑当然也是可以开的。

共同的欢笑是人们建立联结的好工具，也使人更容易开口谈论疾病。一位母亲的女儿是边缘型人格障碍者，她说道："有一天我们在商场的时候，她说：'快来啊，看这个！这个是给我做的！'她说的是一件 T 恤，上面写着'小题大做学院'（Drama Queen Acadamy）。我说，没错，这还真是为你印的衣服。她都不敢相信我能容忍她这种自嘲。我说：'你知道那是说的你，我觉得还挺好的。'她很骄傲地穿上那件衣服。我当时想，她能有这样的自知，那我们还有希望。"

幽默可以在争吵时减轻敌意——有时甚至能阻止争吵甚至预防争吵。但幽默需谨慎，不小心就可能被理解为讽刺。语境、人的情绪、谈论的东西，都是很重要的因素。

过充实的生活

非边缘障碍者都需要他人，需要外部活动、成就感，才能保持正常，继而开心快乐，不过同样也需要独处的时间来思考。如果只是摇摇头说："这对别人可能有用，对我是没用的。"那这个道理可能反而更加适用。

有多少时间并不重要，利用这些时间做了什么才重要。一个人可以花半个小时回想一些糟糕的事情，也可以读一本小说或者其他感兴趣的书籍。

如果觉得一件事自己能够胜任，那就去做吧，给自己一些满足感。如果一项

---

[2]《制作人》，1968 年美国电影，讲述一位落魄的原百老汇制片人跟一个"高级经济师"联手，吸引风险投资来排戏，以及如何搞砸一部叫《希特勒的春天》的戏，好让投资都进他们两个人的腰包。未曾想，那部"大话希特勒"版的闹剧大受欢迎，他们的计划也因此暴露，双双上了法庭。
[3]《霍根英雄》主要讲述了二战期间德国战俘集中营的人们在他们的守卫鼻子底下进行间谍和破坏活动。

爱好是制作某个物件（比如打造一个手工柜子），那么这个爱好会起到很大帮助。如果想不出类似的事情，就回想自己过去参与的活动和实现的成就。

花一天或者几天时间，换个环境，和不同的人相处，这可能可以改变生活。与新的人来往的过程，可以让人记起"正常"是什么样的。在外面过夜的旅行可以让人振奋很长一段时间。也要花时间独自思考。如果哪天天气好，又有时间出门，就出门去走走吧。不要让自己的感官沉睡：去听乐团的演奏，或者去一家异域风味的餐馆。不管做什么都行，去做就对了。

在《如何改变一个人》（*How to Change Anybody*）一书中，大卫·J. 利伯曼（David J. Lieberman）说："生活的地方、认识的人、知道的地方，这些都很大程度上决定了一个人'是谁'。把一个人从其环境中拿出来，就会动摇其自我认知，也会使其更容易看到不一样的自己，这时他对自己的看法也可能更客观。这样的过程可以剔除掉一些造成负面模式的影响和因素[7]。"

非边缘障碍者克里斯曾不顾边缘障碍女友的反对（她也找不出什么合适的理由反对），和姐姐萨曼莎（Samantha）单独去旅行。克里斯写道：

"我的灵魂像这样换个环境真是太棒了，我可以做真正的自己。我可以把零钱、地图什么的扔在桌子上，还不用听你唠叨着让我整洁点。我的东西和萨曼莎的混一块儿放，和你在一起，什么东西都要清清楚楚分开放。我可以在餐馆里吃饭的时候，不用听你念叨我掉了点食物在桌子上。我可以真正放松。而且对萨曼莎来说，我的行为都是正常的。

在佛罗里达待的四天就像是给我自己开了一扇窗户，让我看到有的事情也可以是这样的。我已经习以为常的焦虑得到了短暂的舒缓。我这才认识到，我自己哪儿有什么不得了的问题呢！"

深呼吸

当人看见威胁时，比如剑齿虎的图案，身体就会进入"战斗或逃跑"的模式。这是生理进化使然。大脑感到害怕，便会指挥肾上腺释放化学物质，让感官更灵敏、肌肉绷紧、心跳更快，血液里的糖分会增高，以做好应对的准备。这时的身体准备好迎敌（战斗）或者保命（逃跑）[8]。

按理说自然界的危机已经远离我们了，这样的本能理应消失。但现代社会的威胁还在继续，看上去并不严峻，大多数时候我们既不能战斗，也不能逃跑。有的压力荷尔蒙升高会削弱人的免疫系统，使癌症或传染病更加难以对付[9]。压力对心脏可能有负面的影响，权威期刊中刊登过的两个研究都发现，心脏病发作的患者如果回到慢性的压力工作环境中，比起工作压力相对较小的患者，再次发作的概率是其两倍之高[10]。

生活本身就已经充满了压力，所以像瑜伽、冥想或其他的放松练习，这类减压活动变得非常流行。如果自己爱的人有人格障碍，更会让本已不小的压力雪上加霜。

边缘型人格障碍的存在形式会影响压力的大小。如果边缘障碍者有自杀、自残倾向，愤怒不受控制，很容易威胁其自身及他人的安全，那么他的家人的压力级别会达到"高度警觉"，这是一种压力创伤后障碍的症状。高度警觉人群时刻警惕，以应对危险。他们的压力荷尔蒙水平一直处于高位。

有时简单的方案可以解决复杂的状况。腹式呼吸，或者深呼吸，可以中和"战斗或逃跑"式的反应。这样可以帮助自我感受、睡眠、专注力的改善，也要看深呼吸的时间长短。在其他章节里也会提到这个核心技巧。深呼吸可以让飞快的思绪慢下来，让情绪平静下来。

第一次腹式呼吸不会效果特别明显。一旦掌握窍门以后，就可以随时随地练习。如果有时间，或者感到压力比较大，就把时间延长一点。以下是学习的步骤：

第一步：躺在地板或者其他坚硬的地方。有条件的话也可以躺在毛毯或者垫子上。在膝盖下面放一个枕头，以支撑下背部。保证自己舒服、暖和。

第二步：放松身体。暂时忘记一切，放松下巴和手，让肩膀自然放松。让全身都松下来。想象一只在毯子上躺直的猫，柔和的金色阳光透过窗户照进来，窗外是一个花园。让大脑处于待机的状态（但不要睡着了）。

第三步：把手放到自己肚子上。慢慢地深吸一口气，让肚子（不是胸口）鼓起来。胸口是不应该动的。慢慢地深呼吸。放一本厚点的书在肚子上；书应该要起伏。深呼吸时会用到一块叫横膈膜的肌肉。请多加练习。

随时深呼吸对人也不会有坏处。感到紧张和压力时，请至少深呼吸五分钟。

睡个好觉

平均来说，比起自己实际的需要，大多数人都要少睡六十到九十分钟[11]。非边缘障碍者睡眠不足，多是因为深夜的争吵或忧虑。

睡觉时，大脑会组织记忆，这些记忆与白天的习惯、行为、学到的东西有关。缺乏睡眠的话，人体内的压力荷尔蒙就会升高，从而导致血压升高，也就增大了心脏病或者中风的危险。缺乏睡眠还会使人难以完成复杂的任务、创造性地解决生活中的难题[12]。澳大利亚有一项研究发现，交通岗位的人如果二十八个小时不睡的话，速度和精准度都会下降，相当于一个血液酒精浓度 0.05% 的人。更长时间不睡的话，其表现可能接近血液酒精浓度 0.1% 的人。（在美国，血液酒精浓度超过 0.08% 时驾驶就已经违法了[13]。）

让身体动起来

我们都知道，动一动有助于身体健康。三十分钟快步走可以激活大脑，也有助于心理健康。医学博士、精神病医生约翰·瑞迪（John Ratey）说，运动可以提升脑内多巴胺、血清素、去甲肾上腺素的水平，这些神经递质对情绪调节有益处[14]。

医学博士吉姆·费尔普斯（Jim Phelps）是《我为什么还抑郁》（*Why Am I Still Depressed*）一书的作者[15]。该书主要关于双向障碍，其中有一个关于锻炼的章节尤为精彩，讨论了锻炼的一些阻碍（比如要花时间、见效不快）、如何克服这些阻碍，以及如何终身锻炼。

轻松地改变

不只是边缘型人格障碍者，大多数人都喜欢即时满足。其实人们对即时满足的需求是很普遍的。如果说这是种"病"的话，那么主动慢下来就是一剂良药。

比如说，每天只做 5% 的改变，就是说，如果周一花了 5 分钟散步，周二就增加 5% 的时间。一定能做到的！

回看本章，你最受用的是哪部分呢？哪样是你可以做得最轻松，效果又最大的呢？选一个部分试着做做看吧，然后第二天，或者第二周再增加 5% 的量，也可以根据自己的情况调节。比如，读完这句话以后就放下这本书，做一次深呼吸，想想自己的优点。快去试试吧！

你可能在想，5% 的增量能有什么变化。实际上这个变化很了不起。首先来说，再小的变化也会慢慢累积。我们每天都在变老，新陈代谢在减缓，不知不觉地就不再年轻、体重增加。

小小的变化可以带来很大的不同，这还有一个原因：只要在向前走，无论多慢，最起码没有向后。每一个小小的成功都会孕育另一个成功。进步本身就是最好的奖赏，尤其是在评估自己的进步，能带来更大的满足感。如果有一天感到太累，连 5% 都做不到，那就 1% 就好了。

你可能觉得这一章讲的东西是最好学的。实则不然。这些技巧都很容易被忽视和放弃。照顾自己就像吃饭一样，一天三次（加零食），为工作、学习、照顾家人等补充能量。跑步会消耗卡路里，有一个边缘障碍家人也会消耗人的很多心理和情感能量。学会照顾自己就是给这样的能量做一个很好的补充。

8 方法二：了解自己深陷的处境

疯子就是反复做同一件事情，还期待有不一样的结果。

——爱因斯坦

越是逃避的东西，越会反过来控制你。

——伊丽莎白·B. 布朗（Elizabeth B. Brown）

请看以下问题：

- 是否因为每一个选择都隐藏着危险，觉得什么都不能做，但又不得不做点什么？
- 边缘障碍家人的需求比你的更大，你们之间是否有这样的默契？
- 是否只有边缘障碍者做出重大改变，才能让你从关系中得到满足感，而他却没有表现出持续的改变意愿？
- 你是否做过一些妥协，而这些妥协是你无法长期忍受的，却不知如何回到原点改变一切？
- 你与边缘障碍者的关系是好到你无法舍弃？还是坏到你无法继续？

如果大多数问题你的答案都是"是"，那你在某种程度上是被"困"住了。

心理治疗师芭芭拉·考恩·伯格（Barbara Cowan Berg）著有《如何逃离必败

陷阱》（*How to Escape the No-Win Trap*）一书，她说："进退两难的处境往往是慢慢堆积出来的，在不经意间就造成了。这样的处境往往很难察觉，非常微妙，困在其中的人往往困惑不已。大多数时候，这种让人发疯的情况很难被意识到，发现的时候已经陷得太深[1]。"

非边缘障碍者认为，其边缘障碍家属是这种"陷阱"的原因。但许多"欢迎来到奥兹国"的成员待久了都慢慢发现，他们自己的内在需求才是持续这种混乱的真正原因。尤其对那些主动选择与边缘障碍者共处的人，这一点更加突出。实际上他们的内在需求可能正是他们选择某个伴侣或朋友的原因。

伯格说，人际关系中的进退两难看起来是对方造成的，但仔细想就能发现，真正造成冲突的可能是自己[2]。她说，被困在自己选择的关系中越久，就越是只能依靠自己走出困境[3]。

这种"受困感"是有根源的，发现、解决这个根源是最重要的，这不但决定着一段关系，更决定着在与边缘障碍者相处时，自己承受的压力有多大。因为无助感、失控感造成的痛苦并不比人格障碍本身造成的更少。

不断有研究显示，在工作、感情、疗养院、患绝症，这些不同的情形里，控制命运的愿望是一种普遍的动力。有了这种动力，我们才能调动内在的能量，获得满足感。缺乏这种动力的话，我们就会感到无助、压力、抑郁[4]。

是什么困住了你？

大多数非边缘障碍者感到自己受困是因为下列原因：

- 精神虐待造成的不健康的关系
- 恐惧感
- 义务、角色、责任
- 愧疚感夹杂着耻辱感
- 自尊心低
- 有"拯救"他人的需求

精神虐待造成的不健康的关系

贝弗利·英格尔（Beverly Engel）是一个治疗师与作家，他说，精神虐待是一种非肢体的行为和态度，用以控制、威胁、征服、贬低、惩罚或孤立另一人。施虐者倾向于贬低、羞辱受害者，或者慢慢将恐惧感传递给对方。精神虐待包括象征性暴力，比如摔门、踢墙、扔东西。

英格尔提到的行为包括典型的边缘型人格障碍特征，比如指责、责备、反复无常的回应、无理的要求、冷战、批评、无尽的混乱和小题大做。这些特征造成的效果包括缺乏动力、困惑、很难做决定等等这些可以让人感到"受困"的感受[5]。

英格尔说，受精神虐待的人们总会想："是我真的那么糟糕？还是他/她太过挑剔？我应该继续还是结束这段关系？如果我像他说得那么不堪，可能我也很难独立生存吧。可能不会再有其他人爱我了。"

看起来受虐者绝对应该离开施虐者，重建自尊心。然而大多数人的选择正相反：受虐者/受控制者反而发展出了强大的、不健康的依赖，与欺凌者在病态中共舞。

这样的情形其实很常见，甚至人们为其取了一个名字：斯德哥尔摩综合征。这个名字来源于 1973 年发生于瑞典斯德哥尔摩的一起事故，事故中的人质对抢银行的罪犯产生了感情。

斯德哥尔摩综合征包括以下要素：

* 相信施虐者/控制者对他人的身体或精神是一个紧迫的威胁。
* 施虐者/控制者对"人质"有一些微小的善意，这样的善意能够被感知到。
* 完全不知道施虐者/控制者之外的其他角度。
* 相信自己无法逃脱。

以下迹象表明可能存在斯德哥尔摩综合征：

* 有这样的想法："我知道她一直在伤害我，对我做一些可怕的事情，但我就是爱她！"（这种最为常见）

- 身边人有警告过这段关系的危害，但却拒绝了别人的建议，因为他们"根本不懂"。到最后，甚至排斥那些不认可施虐者／控制者的人。
- 因为施虐者／控制者的一点小恩小惠（比如生日贺卡）就很感激。本以为施虐者会施虐，却没有遭受施虐的时候，会觉得感激。
- 为施虐者／控制者的行为找借口（比如他自己都控制不了，他小时候也受过虐待）。
- 时刻注意着施虐者／控制者的需求、愿望、习惯，以避免施虐者／控制者爆发[6]。

恐惧感

比尔·克拉特（Bill Klatte）和凯特·汤普森（Kate Thompson）在合著的《爱你很难》（*It's So Hard to Love You*）一书中说道："恐惧深深扎根于人类的行为中。它有很多伪装，有不同的程度。恐惧可以控制人心，扭曲人的内在[7]。"下面这些恐惧常见于非边缘障碍者。

- 为边缘障碍者的健康、幸福感到恐惧（通常针对普通的低功能边缘型人格障碍者）。最大的恐惧是边缘障碍者自杀[8]。
- 害怕冲突。比如："我不能说出来，他会生气的。"
- 害怕孤独、被抛弃（这种恐惧不是只有边缘型人格障碍者才有）。
- 害怕失败，或者害怕被人家认为是失败的（比如婚姻方面）。
- 害怕经济出问题（通常存在于伴侣间）。
- 对未知的害怕。
- 害怕边缘障碍者的威胁成真。

如果困住你的是恐惧，要先搞清楚自己恐惧的是什么，才能对症下药。不是光是说"我害怕冲突"，而是要真正去思考这对自己来说意味着什么。"我害怕他又会开始争吵。"这样的分析就更具体一些。不断问自己："接下来呢？""他会大吼大叫。"（再接下来呢？）"我会感到不舒服。"（再接下来呢？）"我可能会离开家，等他冷静下来再回去。"这些对"接下来"的回答可能会让人感到不安。

《感受恐惧，然后就去做吧》（*Feel the Fear and Do It Anyway*）是一本帮助人们面对各种恐惧的经典书籍。该书的作者苏珊·杰弗斯（Susan Jeffers）说，对任何人来说，要减弱恐惧，都要更加相信自己掌控事情的能力。她写道：

"你可能知道缺乏自信会阻碍你得到自己想要的东西，而且你不喜欢这样。这样的意识会让人真正注意到需要改变的是什么。

你不必分散精力去想为什么自己会害怕某件事情。这个不重要。重要的是要慢慢培养相信自己的能力，直到你可以自信地说：'无论发生什么，在任何情况下，我都能应付[9]。'"

对伴侣/恋爱关系中的人来说，最明确的恐惧就是失去这段关系。因为不健康的依恋感，这段关系越是难以正常向前，这种恐惧就越深。在第10章（方法四：为爱设置界线），我们还会谈到这种对失去关系的恐惧。

义务、角色、责任

达纳（Dana）的母亲是一个自恋的边缘障碍者，有施虐倾向。达纳的丈夫和朋友一再跟她说，她应该和母亲断绝来往，达纳也认为应该这样。但她就是做不到，因为这样感觉不忠诚。一周不给妈妈打两次电话，她就会觉得愧疚。她觉得，连自己的母亲都抛弃，自己还算什么女儿呢？

比尔·克拉特和凯特·汤普森说，人的角色感和责任感本该让生活更加规律，创造一个有秩序、稳定的社会[10]。家庭这种形式满足其中每个成员延续血脉与姓氏的需求。慢慢地，就有了一些理想化的典范，比如怎么样才能算得上是完美的父母、孩子、兄弟姐妹、爷爷奶奶、外公外婆。

遗憾的是，尽管为了成员生存，家庭模式已经实现了长足的进步，但有时要生存，就不得不抛弃这些所谓"完美典范"的想象，接受现实的不完美，虽然我们内心深处对"典范"非常渴望。

审视自己的信条，看看哪些是毫无现实基础的想象，哪些基于现实。问自己这样的问题："哪些事情是我出于责任感做的？我问自己这些问题的时候，心里是什么感受？哪些责任让我感觉还不错？哪些责任让我感到很糟糕？"每个人的情况都不一样，所以某个人的情形很难直接套到另一个人身上。记住这些问题不必解释给任何人听，只要问自己就行了。

愧疚感夹杂着耻辱感

耻辱感谁都有，它使人觉得自己很糟糕。愧疚感则让人觉得自己做了很糟糕的事。

佩里·霍夫曼说：

"我有一个放给家庭看的卡通图片，是一只鸭子从门厅朝客厅走，它的父母就坐在客厅的沙发上，妈妈对爸爸说：'我们冬天还是不要去佛罗里达了。'

一个家庭就是这样，与家庭成员相处时总会丧失自己的直觉。大家都应该退一步说：'我们还是好好想想自己愿意做什么、不愿意做什么。'听取局外人的看法会起到帮助[11]。"

临床精神病医生黛博拉·雷斯尼克（Debra Resnick）说，她接受的辩证行为疗法客户里面，有25%到33%的父母都过度参与了孩子的生活。

"他们为孩子的行为承担了太多的责任，完全不让孩子自己去实现自己的成功，或者承担自己的失败。

社会普遍认为，如果孩子有一些生活能力上的缺陷，父母也有责任。如果需要他人帮助，告诉别人自己有一个孩子不那么正常，会让人有些羞于启齿。做父母的应该面对自己的耻辱感，想办法克服这种耻辱感，才不会被其束缚[12]。"

姊妹间也会有愧疚感，因为觉得有些感受或者情绪作为姊妹是"不该"有的。和其他家庭成员一样，姊妹的话也会在内心拷问自己，还没有审判就开始不安地等待着自己的惩罚。

如果感到愧疚，问自己这个问题："我愧疚的究竟是什么？"回答地具体一些。如果觉得自己早该知道一些事情，问自己是什么样的事情，自己当时如何能够知道。如果为某事感到后悔，就从中吸取经验。必要的话就做一些补救，也要做好计划避免再次发生同样的事情，把积极的一面展现出来。

自尊心低

芭芭拉·考恩·伯格说，低自尊是"受困感"的一大原因，要摆脱低自尊的关键，就是要打破怀疑，认识到，自己有权发声，自己的利益也应该被满足。她说，缺乏自尊的话，生活里就处处是"进退两难"。遭受精神虐待的时间越长，就越需要专业援助[13]。

自尊给人力量，在别人丧失理智、横加指责时，让我们保持清醒。一些非边缘障碍者，比如父母，自尊一般在普通到较高的水平。然而，一旦无法"解决"孩子的问题，他们的自尊心就会暴跌。和愧疚感一样，低自尊会使父母感到无能，对自己做父母的能力丧失信心。如果感受到父母自己都对自己都缺乏信心，孩子就更容易满足自己的需求。伴侣间这样的情况更严重，而且这是一个恶性循环。

许多人在遇到另一半（边缘障碍者）时，自尊心本就很低了。如果这个边缘障碍者还有精神虐待倾向的话，其伴侣的自尊心就会更低。他们会觉得自己无足轻重，放弃一些底线，边缘障碍者的行为则会越发过分。这个循环同样会愈演愈烈。

贬低、不连贯、难预测这些因素加在一起，让边缘障碍者已经成年的孩子感到耻辱感和卑微，这种感受可能持续终生。讽刺的是，这样的感受又使其反过来更加和施虐父母绑在一起，不断追求父母的认可，又不断失败。

理智上来说，非边缘障碍者也许知道一些针对自己的人品指责是毫无道理的。但从情感上来说（这个因素影响可能更大），可能更容易相信，自己真的就只配被这样对待。批评就像剧毒一样，慢慢蚕食自我价值，破坏人与人之间的联结。

低自尊的人为了减轻耻辱感，常选择做老好人，也就是牺牲自己，牺牲自己想要的东西，来补偿对方眼中自己的"无能"。这就相当于反过来为虐待行为找借口，忽略那些真正关心的人的建议，对可以真正改变生活的东西视而不见。做一个"完美"的人可以消解一些耻辱感，但只是暂时的。边缘障碍者习惯之后只会把价码越加越高，然后边缘障碍者和非边缘障碍者都陷入这样的恶性循环。其他人也可能助长这些慢性毒药一样的行为，尤其是事不关己的人。

边缘障碍者有一件事是对的：和其他正常人一样，非边缘障碍者并不完美。人类有权不完美，这种权利是不应该被剥夺的。不仅是这样，人还应该有权渴望自己想要的事物、有自己的需求。就算要妥协，也应该是双方相互的妥协。

提醒自己，就算对方很聪明、直觉准，对许多事情都很在行，他对你的品行也没有那么大的话语权。边缘障碍会使其产生一种需求，不断对受害者发难，要求对方完美。那些最近最亲的人，也就成了这种"完美投射"的牺牲品。

从今天开始，相信自己内心的声音。除了自己，没人有权定义自己。慢慢变得更自信、更相信自己的判断，就可以把对自己的控制权夺回，真正掌控自己的感受，决定自己要做什么。相信自己就是相信自己对界线的权利，所以只有相信自己，才能设置有效的界线。

"拯救"他人的需求

菲尔（Phil）说自己早该更清楚地了解乔恩（Jon）。他说："身边每个人都告诉我不要急着和他在一起。包括他的前男友凯尔西（Kelsey）。凯尔西跟我讲了很多可怕的事情。现在回想起来，警告非常明显。但我当时就是相信，自己会是他倒霉的人生中那个不一样的人，我一定不会让他失望。"

菲尔说："后来周五晚上，我都不和朋友一起出去玩了，因为他会嫉妒。我告诉他一天跟我打八次电话都可以，上班的时候也没关系，我这样说是想让他知道我真的爱他。哪怕他一次又一次地对我撒谎，我还是和他在一起。我确实能让他的感受更好一些——不过就那么一小会儿。他最终还是总会回到自己的痛苦里面，还把我带进去。"

休·辛普森（Hugh）和艾玛·辛普森（Emma Simpson）和大多数父母一样，都很希望自己的孩子成功。他们的儿子汤姆（Tom）是一个边缘障碍者。当汤姆表现好一点的时候，休和艾玛就会给他钱，帮助他。他的信用卡账单都用来买车，买电视，尽管大家都说不要买这些东西，他还是买了。后来他对着老板大吼，被解雇了。这时候父母又该做什么呢？

所谓"拯救者"就是像菲尔和辛普森夫妇一样，最初都是一片好意。他们爱自己的家人，想要施以援手。而帮助的方式就是做一些自己都不愿意做的事情，或者给一些自己不想给的东西。如果情况没有好转（或者恶化），他们就越"帮"越多，尽管他们自己都讨厌这种情况，而且觉得这样很不公平。

拯救者被自己的情绪控制，尤其是愧疚感、担忧、恐惧，还有最重要的，无助感。有点小挫折的时候，他们也不看看自己能做点其他什么。

|| 为什么"拯救"没有用

拯救者会保护一些人，免得这些人被他们自己的行为所伤害，这也就反过来助长了一些不负责任的做法。比如，菲尔的男朋友乔恩从来不会为撒谎付出代价，所以就习惯了撒谎。辛普森夫妇一直为儿子无节制的消费买单，他也就想买什么买什么。

拯救者为别人做那些事情，明明这些人自己就可以做，这样反而培养了对方的依赖性。菲尔拯救了乔恩，让他免受嫉妒之苦，让他不用交自己的朋友，好在周五晚上一起玩。汤姆本可以学会控制自己的脾气，但完全缺乏控制脾气的动力。丢工作也没关系，因为父母最终会为他买单的。

|| 拯救者的形象

拯救者通常有同情心、友好，想把他人从痛苦中解救出来。边缘型人格障碍者有一个崇拜、喜爱的对象，只有这个对象能满足其被爱的需求，这也使得这个对象为这种独特的注意和感觉沾沾自喜，乐在其中。

拯救者可以是男性，也可以是女性，二者有许多相似之处：

- 被他人需求、做牺牲，都让他们获得自我价值。
- 过分关注他人的问题，而且总想解决这些问题。
- 认为当"好人"很重要，认为自己就是别人眼中的样子。不断寻求认可。
- 自我价值感很低。缺乏安全感，质疑自己的想法和需求。
- 努力满足他人对自身的期待，而且不会质疑这种期待是否合理。

- 过多地为他人的感受承担责任。
- 只要能保持平静、避免冲突，什么都可以做。比如明明与自己无关的事情，却都要去承担批评。
- 谈感情靠直觉，而不看两人的兴趣、价值观、目标等方面的吻合程度。
- 相信只要自己努力，就可以促成关系；相信自己坚持不懈就能让别人爱上自己。

　　有时拯救者之所以如此行事，是因为他们需要"被需要"。这让他们更切实地感受到自己的身份，获得自尊。独自一人的话则很容易迷失。这些"救世主"总被那些麻烦缠身的人吸引，其实这些问题恐怕只有真正的救世主才能解决得了。

||　"拯救"对非边缘障碍者的影响

　　拯救者不知不觉间就拱手让出对自己生活的控制权，将其交到边缘障碍家人的手中，而边缘障碍者受损的思考、感受、行为则控制着非边缘障碍者的生活。这样的后果很严重，涉及的面很广。詹姆斯·J.梅西纳（James J. Messina）说，拯救者

- 感到自己被操控、恐吓，感到无力、愤怒、沮丧。自己什么都付出了，但还是不够。不断讨好，想结束批评和羞辱。但最终一切希望都变成绝望。
- 在自己的困境里犹豫不前，因为自己做决定的能力越来越差了。
- 个人的成长变得很慢，因为所有注意力都在别人身上。
- 自尊心低，被恐惧、愧疚、感情依赖所控制 [14]。

||　"拯救"对边缘障碍者的影响

- 边缘障碍者无法了解到，行为是有后果的，在生活中的许多方面都寸步难行。他们可能意识不到，自己积极的行为是可以带来好的感受的，比如成就感和自豪感。
- 边缘障碍者在很多事情上对他人越来越依赖，比如经济支持和情绪调节。在这样的情况下，他们独自做事的能力完全无从得知。
- 冲动、无法忍受负面情绪，这类的边缘障碍特征会恶化。
- 依赖别人的人反而仇视被自己依赖的人。这种仇视会使关系恶化。

- 如果非边缘障碍者因为边缘障碍者不懂感激而生气，边缘障碍者会有很复杂的感受和想法，认为非边缘障碍者不公平（其实这种不公平按常理也是可以理解的），从而引发新一轮的争吵。

|| 对关系的影响

如果在一段关系中，双方都需要彼此才能感到完整，那么关系中的两人就已经陷得太深。约翰·福斯特（John Forster）在歌曲《与你相互依赖》（*Codependent With You*）中写道："亲爱的，你屏住呼吸，我的脸也会变青……我死时眼前闪过的一生，也将是你的一生[15]。"这就是对这种关系最好的写照。

安吉林·米勒（Angelyn Miller）说："一年又一年，依赖者和被依赖者都会发展出一套根深蒂固的与彼此及他人相处的模式。这种模式发生任何变化都会威胁到他们的身份认同。不管这种变化是外界强加的，还是为了健康的关系自发做出的，都是如此[16]。"

换句话说，两个人都被"困住"了。

走出困境

爱因斯坦说过，用造成某个问题的思维方式去解决这个问题是行不通的[1]。换句话说，恐惧、愧疚、责任感、控制、自我感觉糟糕，要找到这些问题的答案，需要换个角度去看待。

坦诚

坦诚是走出困境的另一个方法。坦诚地做自己，这与工作、家庭角色、社会角色都无关。是什么使一个人和别人不同：基因、独特的技巧、信仰、经历、看法。所有这些都造就了一个独一无二的人。

要知道自己有多坦诚，审视自己的核心信仰和态度，问自己以下问题：

---

[1] 本书原文：you can't solve a problem with the same level of thinking that created the problem.

- 这些信仰是真实的吗？

- 这些信仰对我自己来说是最有价值的吗？能让我开心？健康？还是安全？

- 这些信仰让我得到更多自己想要的、应得的东西，还是更少？

白天，注意自己是如何感受，如何对事情做出反应的。聆听自己脑海里自由形成的声音和感受，不要去施加干扰。不要去评判自己的想法和感受，这很重要。就静静地听。也要听自己的身体是怎么说的。在想事情、做事情的时候，自己是什么样的感受？

看看自己的生活现在的样子，是否符合自己的价值观呢？还是违背了自己的价值观？对什么事情有热情？这份热情在生活中扮演着什么样的角色？你是否明明白白知道真实的自己是什么样的？还是在生活中不断的妥协？如果生活一直这样继续下去，会到哪里去？

掌握自己的选择

相似情况里的非边缘障碍者对生活处境、与人的接触、限制的多少等有完全不同的选择。比如，边缘障碍者的子女会常去看望他们，有的只会打电话问候，有的甚至完全都和他们失去联系，也有的人会在特殊情况下去看望他们。

要知道，对他人、行为、事件做出回应的，是自己。每个人都有选择——虽然并不都是让人愉快的选择，但这些选择也有优劣之分，有的选择可以让生活更好。除了在法律文件里，不要再说"是他让我……"或者"她逼我……"这类话。不要说"我必须……"，而要说"现在，我选择……"接下来，多多接受新的想法。

从过去吸取教训

如果目前的方法不奏效，甚至让事态越来越糟，不管这样的方法用了多久，都不要继续下去了。当在一件事情上耗费了很多时间和精力时，没人愿意承认这些可能都不起作用。但坚持明知道是错误的做法是一个更糟糕的选择。

回看过往的关系，这种感觉是否很熟悉？是否曾经经历过类似的情形？拯救者的关系往往都是一边倒的，他们总是在给予，另一方一味索取。双方也许都不知道健康的情感关系是什么样的，因为彼此都没有经历过。

不必"拯救"也可以给予帮助

每个人都应该做真正的自己，而不是别人所要求的样子。提供帮助要以鼓励的方式，而不是使其气馁的方式，要鼓励对方承担责任、独立。

作家伊丽莎白·B.布朗说，健康的帮助是从心开始的，不是操纵，而是一份礼物。她说：

"当知道一个决定会有负面影响时，没人能袖手旁观。但有时候可能没有别的办法啊。批评使人忘记倾听。不再倾听，威胁就会紧随其后。爱和鼓励才能带来最大的希望。

我们总认为，只要一直支持一个人，这个人就会强大起来，但一个人只有独自面对一切，他/她才能真正强大起来。这其中没什么灵丹妙药。帮助可能会有很大的作用，也可能什么作用都没有。但不要忘了，帮倒忙还不如不帮。"

布朗说，可以帮助家人发现真相的简单点评和问题，可能是最好的帮助。她说，健康的支持应该包含以下信息：

- 你需要我的时候，我就在你身边。
- 如果你做出不明智的选择，我也会在你身边。
- 我会在你身边，但我们之间也有界线。
- 我会在你身边鼓励你。
- 我会在你身边给你做参谋。
- 我在你身边，但我知道你要自己做选择，自己承担这些选择带来的后果。
- 我在你身边，但如果我们陷到一起，我愿意舍弃我们的关系[17]。

其他提供帮助的方式包括：

- 倾听家人的声音，去理解对方的感受（见下一章）。
- 当他独自解决问题时，肯定他独自解决问题的能力（就算是一件小事），或者提醒，他本身也是有力量的（这方面你做得真好）。
- 问："你认为自己有哪些选择呢？"
- 问："我这么做能帮助你吗？"
- 问："你有没有想过……"

保持动力

如果自己仍在用旧的思维方式想问题，提醒自己：

- 我也希望可以帮她解决这个事情。但我不能去帮她。只有她自己帮助自己最好。我只能爱她、支持她。
- 应该解决这个问题的不是我，就算他希望我这么做。我要做的是照顾好我自己。
- 就算是残疾人、患慢性病的人、有严重心理疾病的人，人们都会期待他们做自己力所能及的事[18]。

9　方法三：积极有效的交流

> 我的感情不断吞噬着我。释放愤怒的唯一方式就是撒到别人身上。我不在乎他们的感受，只在乎自己的愤怒。我变得越来越偏执，觉得大家都想伤害我。我努力想控制自己，越做不到，我就越生气。最终大家都离开了我。
>
> ——珍娜（Janna），一位康复中的边缘型人格障碍者

马克·卡尔霍恩（Mac Calhoun）正在洗碗的时候，他已经成年的儿子扎克（Zak）走进厨房。马克正准备唠叨扎克整天都没关家里后门的时候，他看见扎克阴沉的脸，扎克用毫无生气的语调说："嗨，爸爸。"

马克立马觉得不对劲，他问道："怎么了？"

原来扎克辞职了，因为他得知老板准备推出一款问题很大的产品，而这个产品可以毁掉公司的声誉。马克完全反对扎克辞职，毕竟他很缺钱，怎么也该坚持下去。扎克摇摇头，冷静地回答说："我可以看着别人做这种事情，但我自己做不到。"

阿尔玛·柯布朗（Alma Kebron）是扎克的表亲，她的这一天也不好过。这天是她的生日，但她却不得不和保险公司据理力争。而且她的丈夫科特（Kurt）忘了这天是她的生日，还忘了帮她取药。科特空着手回家后，他们争吵了两句。阿尔玛颤抖的声音越来越高，她使劲忍住不哭。科特很大度地道了歉，说自己一定会补偿阿尔玛。

她用一些不好听的话点评科特的记性和安排事情的能力。科特附和说自己是该在日历上做点备注，或者拿个小本记一些待办事项。他牵起阿尔玛的手，和她一起回忆上一个生日，当时他们一起去了墨西哥玩。她勉强挤出一点笑容。后来他们出去吃了墨西哥菜（回来的路上还去药房取了药），然后就没事了。

在城镇的另一边，科特的弟弟杰克（Jake）正向朋友克里夫（Cliff）抱怨着自己的女朋友珍妮（Jenny）。很明显杰克和珍妮之间正在闹矛盾。克里夫和杰克当时刚下生物课，正在一起回寝室，杰克看到克里夫脸上纠结的表情。他见过克里夫这个表情，这往往都代表着"一次说这么多东西，我该怎么回应你呀"。所以杰克就没有继续深入说下去，而是挑了挑眉毛，比了个手势。克里夫也点点头。

边缘障碍沟通缺陷

上述案例中，每个人都体现出了较高水平的人际关系技巧，才避免了冲突，解决了问题，而且都是在谈话的当下做到的。这些技巧包括

- 准确地感知对方的想法和感受。
- 只靠小小的线索，就能正确地得出对方的想法和感受（克里夫的面部表情，扎克说话的语调）。
- 积极倾听，而不是只去想自己要怎么回答。
- 暂时搁置自己在当时的意愿，而注意照顾到对方的想法（马克本来想批评扎克，杰克改变了自己的谈话策略）。
- 思考后才说话，而不是冲动地做事情（马克和阿尔玛）。
- 全面地看待问题，体谅对方（阿尔玛认识到科特是比较健忘，而不是不爱她）。
- 即使对方有不同的意见，也不会觉得受了什么威胁（扎克）。
- 哪怕当时的一瞬间发泄会很痛快，也还是尽快让自己冷静下来（马克和阿尔玛）。

边缘型人格障碍者缺乏许多上述技巧。障碍会扭曲接收的和传递出去的信息，造成混乱和迷惑。打个比方，就好像边缘障碍者有"听觉上的阅读障碍"，他们听到的词汇和句子都是顺序颠倒的，意义模糊。

边缘型人格障碍带来的许多限制中，与沟通相关的阻碍是最残酷的，因为这些沟通障碍可能会导致冲动的攻击性行为。这些行为会伤害甚至毁灭边缘障碍者所憧憬的亲密关系。偶尔的不和谐是难免的，很大程度上，如何去处理矛盾决定了关系的健康程度。

即使没有攻击行为，糟糕的交流也会阻碍边缘障碍者与他人建立牢固的关系，继而建立起真正的亲密关系。心理学家本内特·波洛吉（Bennet Pologe）说："伴侣间的口头交流和非口头交流决定了关系的牢固程度。其他方面都是次要的[1]。"

羞愧与恐惧

边缘障碍者处理信息的过程和其他人不一样。永远不要忘记这一点。当边缘障碍者看到威胁时（其实生活中随处充满威胁），他们的紧张情绪就会迅速占领大脑，大脑掌管逻辑的部分马上就没法运行了。接着，冲动就开始咆哮："快做点什么事情！"就像一个军队里管操练的长官喝了两壶咖啡之后，亢奋得难以自制。然后羞愧与恐惧就开始发号施令，使得边缘障碍者的反应像块橡皮泥一样被随意挤压。

羞愧，让边缘障碍者从一句没有恶意的话中听出侮辱，从平淡的气氛中感受到恶意，从单纯的交谈中感受到伤害。对抛弃的恐惧就像个鬼魂一样，给未来蒙上阴影。本来很多层次的事情被放到非黑即白的标准里。接着冲动攻击就会向内或者向外蔓延，也可能同时向内和向外发挥作用。

对于这种羞愧与恐惧的影响，最需要记住的是，这种爆发是没有预兆、无中生有的，将人卷入其中，带到奥兹国一样的未知领域。不经过训练是很难识别这种征兆的。但只要稍加练习，有一些经验，就能做好准备，采用本章提到的策略，在初期就阻止、应对，并寻求外部的帮助，或者完全避免。

如果扎克、阿尔玛、杰克是边缘障碍者的话，则会发生以下情况：

分裂－羞愧－恐惧		
威胁触发情感 失控	分裂、羞愧和恐惧	冲动性攻击
扎克的爸爸说扎克犯了大错	"他觉得我现在很蠢，搞不好一直都觉得我很蠢。他觉得我自己做不了什么正确的决定。他如果这么想的话，我也不需要他这个人。去他的吧！"	大喊大叫；几个月的时间都避开爸爸。
阿尔玛的老公忽视阿尔玛	"我以为他爱我。他一直都说爱我，原来全是谎话！为什么这种事总发生在我身上？他会和其他人一样离开我。搞不好他已经爱上别的人了。"	阿尔玛可能会指责他有外遇，针对他不靠谱进行一些其他攻击、自残、威胁自杀。
杰克看到不快的表情	"他觉得我这人很奇怪。他可能不想再当我的朋友了。这太伤人了！我无法忍受这种事情！"	回家喝六罐啤酒。喝完又去买酒，发生车祸。
这只是一个极度简化的模式，不能概括所有情况。不同的情况会有许多不同的反应。边缘障碍者的情绪以及其他很多因素都会有影响。所谓"威胁"对非边缘障碍者来说可能无法察觉，比如阿尔玛的例子。或者说边缘障碍者自己都不是有意识地体会到了这种威胁，想法和感受都是转瞬即逝的。其他边缘障碍特征也会有影响，比如空虚、身份认同的缺失。		

恐惧被误解为愤怒

　　愤怒和恐惧刺激中枢神经系统的方式是一样的——现实感觉胃部一沉，接着就是心脏快速跳动。通常是脑中的想法指挥人的愤怒和恐惧。这个过程需要逻辑，而逻辑又被强大的杏仁核所压制了[2]。

对高功能边缘障碍者来说，承认自己的恐惧（尤其是对抛弃的恐惧）会使其非常不安。恐惧会衍生出各种不愉快的疑惑、质疑和记忆。人的注意力会转移到责备、过去的失败中，继而引发更多的耻辱感和分裂。这时就很容易表现为愤怒。

无缘无故的争吵

家人之间是否为一些小事或者愚蠢的事情争吵过？在所有关系中，这种事情会时不时发生，但对边缘障碍者来说，这种情况尤为常见。非边缘障碍者常为鸡毛蒜皮的小事困扰。明明什么事都没有，也可能爆发争吵。起码在非边缘障碍者眼中，什么事都没有发生。

非边缘障碍者克里斯在她的网站上列出了她女朋友冲她吼时五十五个"可以接受的原因"，这其中包括克里斯洗澡用太多水、在商店花了太多钱、闯黄灯、洗牌没洗对、给她做的沙拉里橄榄种类放错了[3]。

当然，真正的问题其实要比看上去深入得多。但这些问题都是我们已经讨论过的，比如分裂、控制、耻辱、感觉没有价值、缺乏身份认同。只不过这些问题都经过了伪装。

比如控制会导致这种争吵，就是因为边缘型人格障碍者自己很难控制自己，所以不得不仅仅控制身处的环境，这种环境也包括身边的人。有一个非边缘障碍者花了几天时间，去看望自己有边缘障碍的母亲，这个母亲可能一直想控制儿子穿什么、约了谁、怎么吃饭、什么时候锻炼、什么时候睡觉。而这个儿子已经五十二岁了，这位母亲已经七十三岁了。

已经康复的边缘障碍者 A.J. 马哈利在其论文"边缘障碍者的力量与控制"（BPD：The Power and Control Struggle）说："控制就是一种管理。情绪管理、人际关系管理、思考的管理，还有专注的能力[4]。"

如果坚持认为别人对自己的看法是负面的，这种看法会导致一些看上去像是"恐吓、贬低、自私、虐待"（马哈利的用词）的行为。把自己的力量强加到他人的身上，是对无助感和失控感的一种替代。对边缘障碍者来说，控制的决定是下意识的。

另一个问题是身份认同缺失和耻辱感的叠加。没有清晰的自我认识，边缘障碍者生活地模模糊糊，就像儿童书里画的人物一样。而边缘障碍者身边的人就是拿着笔的人，可以把他们涂成完全黑色（邪恶）的。若他们对边缘障碍者的看法是彻底负面的，边缘障碍者缺乏对自己正面的形象认识来否定这种看法，只能竭尽所能地抗拒这种观点。心理治疗师菲利普·查德（Phillip Chard）说："缺乏自我认识的人很容易被其他'真相'所威胁，把不同的意见视为对其个人的冒犯[5]。"

有一种现象叫作"感受等同事实"，在第2章提到过，这种现象很容易引发争吵。此外情绪可能无形中已经慢慢累积起来，只要一点小事就能把人点着。

弥补

在本章的剩余部分里，我们将学习几个方法，提升与边缘障碍家人沟通的技巧。这些技巧分为三个部分：（1）打基础（2）为沟通做准备（3）有意识交流。在所有的技巧中，这类技巧是使用频率最高的。

比起和低功能边缘障碍者的沟通，和高功能边缘障碍者沟通的困难之处完全不同。有的技巧对两种情况皆适用，而有的技巧最好只针对其中一种情况采用。请记住，不管执行得再好，或者技巧本身多么好，也没有什么沟通技巧可以完全克服边缘障碍者的"阅读障碍"。

如果正与家庭成员一同参加治疗，可以考虑在接受治疗时采用这些沟通技巧。这种场景是很好的场合，因为治疗师对这些方法很熟悉，可能也会帮着劝告边缘障碍者尝试。同时治疗师还可以给家属反馈，帮助对话顺利进行。

要让这些技巧成为自然反应需要一定的时间。要压制住本能的防御趋势，做出友善的反应，是很难的一件事情。和朋友在压力很小的环境下练习，直到熟练。记一些自己喜欢的句子。和别人说话时，注意对方的措辞、身体语言、语音语调。注意他们的沟通技巧在自己心中引起的感受。

使用这些技巧时，记住哪些有效，哪些效果欠佳。一切都需要时间。这个过程中会有很多变量，包括边缘障碍者的情绪、可以聊的话题、关系的现状。慢慢地，对方会关心你的近况。这时，请鼓励自己，赞扬自己。你很棒！

打基础

边缘障碍者及其家人的心理状态会影响交流的效果。

|| 创造合作的环境

合作的环境里，每个人都为了共同目标努力。这个合作的目标就是人的关系，这个目标比谁对谁错更重要。这样的环境是其他一切的基础，是双赢的关键。在这种环境里，一段关系才是值得的。

如果对缘障碍者说："你所相信的事情（你的感受）是错误的"，并不断试图说服他，会引发"分裂—耻辱—恐惧"效应。正确的做法是把重点放在关系本身上，坚持"双方的关系会更牢固"这样的立场。如果双方都尽力减少冲突，大家都会感到满意。（注意，这是合作的环境，换句话说，也就是对话发生的环境。合作环境将是下一章的基础，因为合作环境与某些界线息息相关。）

提醒自己和边缘障碍家人，许多关系中的难处之所以存在，就是因为双方都很在乎这段关系。双方都想找到相处的方法，想携手并进、彼此支持。最重要的是，双方都渴望爱和亲密。起码，彼此都希望可以不带敌意地共处一室。

如果每个人都只在乎自己，创造合作的环境会很难。这种新环境不会一下子就创造出来。创造环境的努力很重要，这是一个信号，表明自己对关系的付出，也是为对方做出一个示范。

|| 重新审视"权威"

关系中的某人权威越大，那他的批评、指责就越伤人。所以弄清楚谁的权威更大、话语权来自何处，是很重要的。

权威一词是定义是"影响或控制思想、意见、行为的力量"[6]。有的权威来自位置，比如监督者或者被选举的官员。有的权威来自专业能力，比如医生和教授。有的同时来源于位置和专业能力。

而家属、伴侣、朋友的权威来源不同。这些权威来源于关系。他们知道的也许不比我们自己多。几乎没人可以在不顾我们自身意志的情况下控制我们（除非边缘障碍者是未成年人）。这些人的"权威"是我们赋予的，因为我们爱他们、尊重他们、想让他们满意。请看下面这些例子：

- 米兰达（Miranda）想取悦她的父母，所以她选择的伴侣和职业都是父母感到满意的。米兰达认为父母有"权威"决定她的行为，而实际上，这种权威是她自己无意识地赋予他们的（也许是因为这样比违抗他们的意志更轻松）。
- 亨利（Henry）觉得，他的妻子琼（June）对财务问题不太在行。所以一直都是他在付账单、管支票本、算税。琼一直觉得自己对财务问题懂得挺多的，但是她还是听从了丈夫的安排。她自己把决定自己财务能力的这个权威给了亨利——可能是因为她不够自信。

重新审视对方的权威，就是要看对方如何影响力自己的思考、意见、行为，并问自己以下问题：

- 权威来自何处？如果父母有边缘障碍者，成年的非边缘障碍子女须提醒自己，如果自己不赋予其权威的话，对方是不能控制自己的。
- 边缘障碍者有专业上的权威来评判你的特点吗？他的一些看法和感受是否受到了障碍的影响？（提示：第二个问题的答案很明显！）
- 你是否一直试图取悦根本无法取悦的人？
- 决定自己所想、所感、所做的权威，就算不赋予对方，是否也不会影响传递自己对对方的关心？

让别人来决定自己的自我价值是件很冒险的事。而且如果对方有人格障碍，这种障碍会扭曲对自身和他人的感受的话，把这种决定权交给对方同样是很荒谬的。

事先理清这个思路很重要，然后在与人相处的过程中也要不断提醒自己这一点。下面是一些值得一试的方法：

- 寻找一个更高的"权威"（或者二人之外的其他权威）。当被指责自私的时候，询问这个第三方权威是否认可这种指责。如果是自尊心已经受到了伤害，或者是已成年的子女受到父母的这种指责，请考虑治疗。

- 在和边缘障碍者对话时，用自我肯定的方式提醒自己，对方并没有看起来那么权威。要这样想：对方之所以有些咄咄逼人，也许是因为感到害怕；不能只考虑我自己；他可能也遇到了这样那样的、别人没有的问题；她虽然智商可能挺高的，但情商不高。要更相信自己内心的声音，这样自己的权威才能建立起来。

- 如果感到害怕，请想象边缘障碍者小孩子的一面，想象对方穿着小孩的衣服，手里拿着玩具的样子。现在他是"被抛弃、虐待的孩子"，还是"愤怒、冲动的孩子"（第3章提到的概念）？幽默可以起到很大的作用。如果想象对方拿着棒棒糖、拿着奶瓶的样子很管用，就尽情地想象吧，毕竟要先把害怕的问题解决了。

准备沟通

在本章的剩余部分，我们将学习一个有效的沟通系统，请反复温习此部分。

|| 呼吸

当事情变得紧张起来，人的身体会释放出一些化学物质，让人进入"战斗或逃跑"的模式。这时的呼吸变得短而浅。当战斗和逃跑都不太行得通的时候，这种生理上的压力就会摧残人的身体和心理，使人更难直接思考[7]。

面临这种情况时，按照前文所说的方法做深呼吸。深呼吸可以让人平静下来，更容易专注，可以更快开始思考。想体验深呼吸的作用，请闭上双眼，想象自己身处于常见的危机之中，然后缓缓地深呼吸，能够感觉到腹部在起伏，而不是胸腔。

甚至可以创造一个属于自己的"呼吸室"——一个想象出的场所，安全又能给予支持。呼吸室的墙壁可以是任何自己想要的东西。比如边缘障碍家属如果易怒的话，就把呼吸室的墙壁想象成厚厚的砖墙。如果想要更亲近，更多安全感，就把墙壁想象成树脂玻璃的。呼吸室可以是在森林的树上，也可以在一个地堡里。可以想象邀请家人进来喝咖啡，或者使在门口放置一块"请勿打扰"的牌子。想修几个房间就修几个房间，反正都是免费的！

‖ 安全最重要

和边缘障碍家人沟通的第一守则就是要知道，什么时候沟通是安全的，什么时候是不安全的。《亲密的陌生人：我们如何与边缘型人格障碍者相处》里说，最大的安全隐患就是暴怒/语言虐待、身体虐待、自杀威胁[8]。

◇暴怒

家人有边缘型人格障的话，暴怒是最难应付的一个问题。杰克（Jack）说："我的妻子罗琳（Loreen）对我发脾气的时候，我也会回敬她。她骂我，我也就骂回去。两个人都出于一种失控的状态。我讨厌自己越来越大的脾气，因为我本来脾气挺好的。我花了一些时间，才慢慢学会不被她的脾气牵着走。"（第10章会有更多杰克与罗琳的故事。）

频繁、不合时宜的脾气可能毫无根据。这种随机性也是这种脾气的可怕之处。不管是事先就有所发掘，还是发脾气时才恍然大悟，请在心里估计对方发脾气的剧烈程度，从一到十打分，十分最高。医学博士克里斯托弗·波奇拉布（Christopher Bojrab）说，边缘障碍者的情绪激烈程度在一到五时，他们能够自己平静下来。六分或者以上的时候，就很难在不依靠治疗的情况下平静下来了[9]。

如果边缘障碍家人的情绪级别到了六分或者以上，要知道他的大脑已经相当于在出故障了。就像一个老虎机一直往外面出币一样。他的思维和感受都被扭曲了，这时候他说的话是不会有多少道理的。

不要理会对方的斥责和辱骂。他在生气的时候，很难理解你的观点和看法，或者思考自己行为的后果。不是他不想，而是不能。语言虐待也会造成伤害：持续、反复的言语攻击和身体虐待一样具有破坏性，尤其是这些攻击来自于伴侣或者"权威者"时。焦虑、低自尊、抑郁都和语言虐待有关[10]。

遇到这种情况最好暂时搁置。比如告诉对方："如果你还是大喊大叫，我是不会继续谈的。我愿意支持你，也愿意倾听，但你要告诉我你想要什么、需要什么。"如果对方还是暴怒状态，马上离开（或者要求对方离开）。

说出下面这些话。不要和对方争辩或者抢话头。注意下面这些内容不带有任何指责的色彩：

- "我愿意听，但这种太情绪化的环境，我很难认真倾听。"（这里说的是情绪化的环境，而不要说"你太过情绪化"。）
- "等气氛冷静下来我们再谈吧。我很想认真听你说，但现在专心交流太难了。"
- "现在我没法认真倾听，只有等气氛冷静下来才可以。"
- "给我点时间冷静一下我们再谈。"

告诉自己：

- "我不会过于私人化这个事情。这种谈话气氛都是边缘障碍造成的。"
- "如果我继续留在这里争吵，情况只会恶化。如果继续吵下去，我可能被攻击得遍体鳞伤，我们的关系也会受挫。"
- "他现在没法控制自己、控制这个情形，但我可以。现在我要决定怎么做才是对的，尽管对的做法现在会让彼此都不舒服。但只要我坚持下去，慢慢就不会这么难受。"

◇身体虐待／自杀

有家庭暴力倾向的男性中，约30%为边缘型人格障碍者。有家庭暴力倾向的女性中，约50%为边缘型人格障碍者[11]。哪怕有一点点身体虐待和自杀的可能性，也需要准备一个安全计划。如果家庭成员的暴力是以其他形式出现，比如生气的时候摔东西，也需要引起注意。

在有关边缘型人格障碍的书籍和一些其他地方，都有非常多关于边缘障碍者自杀风险的讨论，这里出于篇幅考虑就不再赘述。简单地说，如果存在自杀隐患，请尽可能多地阅读相关材料。如果家属有自杀倾向而且威胁要自杀，请打911[1]或将其带至急诊室。要保证可以随时拨打以下电话：当地自杀热线；最近的急诊室的电话；最近的精神病机构的电话；他的治疗师的电话。

---

[1] 美国通用的报警电话号码。消防电话、急救电话、报警电话都是911。

精神病医生约翰·G. 冈德森和辛西娅·博科维茨说：

"边缘障碍者看见问题的迹象时，可能会拒绝面对。有时边缘障碍者会让家人'别管'，坚持自己的隐私权。有时候家人会害怕直接谈某些困难的问题，因为他们害怕自己会创造一些无中生有的问题，给边缘障碍者一些不好的心理暗示。实际上，有时候父母会为孩子感到担忧，就是因为他们能够通过过往的经验，看到孩子看不到的问题。问问题是不会创造问题的。通过面对挑衅性质的行为，将其提前触发，可以避免更多的问题。边缘障碍者通常很难谈论自己的感受，而是更倾向于以一种破坏性的方式表达自己的感受。因此，直接询问或者咨询治疗师，可能更能帮助孩子用语言而非行为，去表达自己的感受，也能更好地解决当下的问题[12]。"

有意识交流

没有人会故意让谈话气氛越来越差，但愈演愈烈的谈话情绪却屡屡上演。每个人都会释放自己的愤怒、为自己辩护，说服别人自己是对的，而对方是错的（也可能想证明对方很无知、刻薄、无理）。问题是，即使得到了自己想要的结果，双方的关系和自己的心灵，都会付出很大代价，

和其他人相比，边缘障碍者更具有挑衅性，也更容易被激怒。这也导致谈话的成本很高。非边缘障碍者会不自觉地滑进那些常规的谈话策略，包括自我防卫、转嫁责任、责备、把错误安到对方头上。这也会引起"分裂—耻辱—恐惧"效应，使得边缘障碍者进入攻击性模式。

有意识交流远好过口不择言、战必胜的谈话模式。不要让强烈的情绪控制自己说出的话，要记住自己脑中的目的，比如"让对方冷静下来""得到对方的配合"，甚至是"使关系更亲密，才能相处愉快"。

有意识交流很有优势，因为：

· 只有知道自己的目的时，才能达到这个目的。

· 即使没能达到目的，起码也在正确的方向上。

- 更能感受到对局势的控制，因为更好地管理了自己的回应。
- 不会说一些让自己后悔的东西，不会说一些火上浇油的东西。

下列技巧都属于有意识交流的类别。

‖ 认可自己听到的东西

"同理认可"是本章最有效的沟通技巧。劳伦斯·J. 布克宾德（Lawrence J. Bookbinder）在她的网站"碰触另一颗心"（Touch Another Heart）上创造了这个概念[13]。这个概念包含同理心、倾听技巧、认可三个层面。

发生冲突时，家人之间会感到感情联结的缺失，边缘障碍者很容易进入"分裂—耻辱—恐惧"的模式中。这时应采用同理认可来控制局势，使这个模式减速，并重建感情联结。

同理认可需要两步：

- 第一步：带着100%的专注，积极倾听家人说的话，不打断、不问问题、不提解决方案、不去想自己接下来要说什么。
- 第二步：将边缘障碍者被扭曲的思维与其强烈的情绪隔离开来，并带着同理心去理解这些情绪，但不一定需要同意对方的想法。

因为同理认可不需要认同那些情感所影响的想法，所以在和任何人交流时都可以用到此技巧，不管是害怕怪物的小孩，还是饱受战争回忆摧残的老兵，都是可以的。

同理认可永远也不会过度。反复向对方重复最主要的信息：我关心你的感受。而且要以不同的方式来传递这个信息，因为边缘障碍者带有攻击性时，感受这类信息会比较迟缓。

我们来分别看一看同理认可的三个组成要素：同理心、倾听和认可。

◇ 同理心

同理心和同情心不一样。同情心与怜悯有关，比如"你母亲离世，我感到很遗憾。"打个比方来说，表达同情心的人就像是一个人开车经过事故现场时，车子减速给事故司机一个鼓励的眼神，然后又加速离开了。

同理心是在感情上设身处地站在他人角度考虑，以至于好像完全能够体会对方的想法和感受。再打个比方来说，表现同理心的人就好像在同样的事故现场停下车，走出来搂着事故司机的肩膀，告诉他："希望不要再发生不好的事情了。"就好像告诉对方"我也遇到过这种情况（不管事实上有没有类似的遭遇）。"

回想别人曾向你表现出的同理心。是否有过这样的经历，特别兴奋地跑去告诉朋友一件事情，对方也开心地叫起来，甚至高兴地上蹿下跳。或者说，遭遇了意料之外的挫折，打电话告诉朋友发生的事之后，朋友叹气说道："太糟糕了！"就好像这件事也发生在她的身上一样？同理心是很棒的东西！

◇ 倾听

大多数我们倾听的时候都是在被动地听，耳朵里只听到嗡嗡嗡地响，脑子里想着其他各种各样的事情，多数时候想的是要如何回应。当谈到的一个话题使人回想起曾经的冲突，也许大家又会陷入争吵。我们会自动过滤自己不同意、不想听的东西，只注意和自己想法相符的部分。

当我们这样被动聆听时，就错过了言语中的一些微妙细节——甚至是那些没有明说的微妙细节。我们或许会错过一个关键的语调、动作。这就制造了沮丧、误解，也使得谈话全无新意[14]。

积极倾听很有效，因为一个人积极倾听就相当于表示："你和你说的东西都很重要，所以，我要很专注地听你说，我愿意带着开放的思维来听。"这能帮助创造合作的环境，让边缘障碍者最终参与到共同的目标上来。

不要急着抛出自己的判断、意见，或者相互之间曾经说过的话。在和边缘障碍家人对话时，只去想对方，进入对方的世界。关注他的话、语调、表情、肢体语言所表达的感受。即使不同意他的观点，也不要做露出一些不愉快的表情。

有时，"分裂—耻辱—恐惧"模式隐藏于暗处，真正的问题很难发现。像一个侦探一样去倾听，倾听正在发生什么。注意对方的感受——不只是那些明显表现出来的，还有潜藏在更深处的感受。（下一章我们会分析边缘障碍者的表述所隐藏的含义，请认真学习）

不要去打断对方。甚至连话都不要说，除非有安全问题，或者在听的过程中很迷惑，需要确认对方的意思。布克宾德说："建议、安慰、鼓励和其他帮助性的话语，不仅仅干涉了对方的表达。因为这些话语来源于帮助性的思维，也阻碍了同理认可——也就是思考对方说的话到底意味着什么[15]。"如果你是一位男性，请注意自己插话、解决问题的倾向。

◇ 认可

加里·伦德博格（Gary Lundberg）和乔伊·伦德博格（Joy Lundberg）是《我不必让一切都更好》（*I Don't Have to Make Everything All Better*）一书的作者。他们说，回应应该带着善意、礼数、尊重，并努力理解对方[16]。比如：

· 用一些语气词或者实词、短语回应："嗯""真的是这样""哇""这个很有意思""很厉害""这样啊"。这些都表示倾听者正在认真听对方说话。
· 回应对方的感受："这听起来好不爽（伤感、吓人、不错、难、刺激）哦。""肯定很困难吧。"
· 积极回应："我为你感到高兴（难过、开心）。""是我的话，也会很困惑（独孤、开心）。"
· 突出强烈情绪："我都不敢相信！""不会吧！""太棒了！""没想到发生了这种事情。"

问一些代表认可的问题，是另一种形式的认可。伦德博格说：

"要帮助某人发现问题的答案，很关键的一点就是问对问题。没有正确的问题，一切都会回到'我该怎么做'。记住，你不必解决他们的问题，其实你也根本没有能力去解决。

但你可以起到帮助，问一些代表认可的问题，引导他们发掘自己的感受和愿望，自己找出答案[17]。"

伦德博格、NUTS（需要理解、温柔、支持来帮助边缘障碍孩子的父母群体），还有其他很多人推荐下列这些表述：

- 上次这种情况，你是怎么做的？结果怎么样？
- 你有什么选择？这些选择的好处和坏处是什么？不同的选择会给你带来什么感受？
- 你希望我听你说，还是想要一些建议？我能怎么帮你？
- 你有解决这个事情的计划吗？
- 你照直觉的话会怎么做？
- 有没有什么地方或者什么人可以给你更多信息？
- 用地图怎么样？或者网络？图书馆？（如此等等）
- 上次这种事情发生时，你的感受是怎么样的？
- 你觉得这件事有没有其他角度？
- 你过去也解决过类似的问题，这次能不能用相同的方法呢？
- 如果是你的朋友遇到这种事情，你会怎么处理呢？

"为什么"类型的问题，比如"为什么你这么做而不那样做？"，会导致对方开启防御心理。尽量避免这类问题。澄清式问题可以避免"分裂—耻辱—恐惧"，有助于发现真正的问题。

请求边缘障碍家人谈更加具体的问题，但不要咄咄逼人。一定要发自内心地感兴趣，不要去挑衅对方，否则只是火上浇油。真心想要了解对方的意愿是对对方的很大认可。这样很有效是因为，能够触碰到真正的问题——也就是边缘障碍者感情上的脆弱。下面是澄清式问题的例子（现实中改为自己的说法）：

- 你说我听起来很生气的时候，究竟说的是什么意思呢？是说我的语调还是说的内容?

- （当情形很模糊，你只得到一些不明确的情绪信息）"我能不能做点什么、说点什么，让你好过一点？""你觉得我们要怎么做才能减少些冲突？"

- （当边缘障碍者小题大做时）"我很想了解你，但你的感受很深，我还不能完全体会。你能不能换个方式解释给我听一听？我很在乎，我想了解更多。"

- （当边缘障碍者使用一些模糊的措辞，比如"你很自私"或者"你不在乎我"这样的话）"你这么说真正想表达的意思是什么呢？""说得太抽象很难真正相互理解。我做的哪件事情表现出我很自私呢？""你为什么会觉得我不在乎你呢？"

在 70、80 年代，阿尔伯特·梅拉比安（Albert Mehrabian）教授是一位先驱人物，他指导了一个研究，永远地改变了我们看待人际交流的角度。他发现，我们对别人言语所产生的感受、态度、认可，主要是受肢体语言和说话的声调影响，而非对方所说的内容。

他的研究表明我们在说话时，所说的东西只传递了 7% 的态度和看法。其余的 93% 都是通过语调（38%）和表情（55%）来传递的。而且，如果话语和肢体语言不一致，听者会相信肢体传递的信息，而不是话语[18]。

没有语言之外的提示，听人说话就和收电子邮件差不多，很容易造成误解。所以我们才要创造那么多网络表情符号，确保一些倾向不会被误会。（比如发一个眨眼的表情，表示自己只是开玩笑。）

现在有研究表明，边缘障碍者更能读出他人面部表情中的微妙变化[19]。青春期精神病学家布莱斯·阿吉雷（Blaise Aguirre）说："边缘障碍者捕捉非语言交流的能力很强，会让人觉得这是直觉准的表现[20]。"

与边缘障碍家人交流时，非语言交流是最有效、最简单的交流方法。可以使用非语言交流来加强语言信息，或者纠正错误的印象。记住，肢体语言比话语更能表现态度和倾向，而且身体无时无刻不在传递着信息，不要"说"一些自己无意"说"的"话"。

下面是在同理认可和倾听方面，一些需要做的事和不要做的事：

需要做的事：

- 要有直接的眼神交流，但不要传递威胁的信号，交替看对方的两只眼睛和嘴巴。眼神要柔和、坚定，表现出兴趣。

- 放松面部表情（不要紧绷面部或者皱成一团），保持平淡的表情或者真诚的微笑，不要假笑的同时连对方的眼睛都不看。

- 双手不要交叉在一起。

- 头可以倾斜一点。

- 不时点头，表示自己在倾听（除非不认同对方的说法）。

- 手臂放松放在侧面。

- 如果是坐着的，微微前倾表现出兴趣。不要太懒散的样子。

- 腿和脚不要挡着对方。

- 距离适度近一些（谈话者之间不要隔着家具之类的东西），也不要太近。

- 轮到自己说话之前，要等一秒确保对方说完了，说的时候语速要正常。

- 为了让边缘障碍者感到舒适，模仿他的一些行为。（如果他坐着，你也跟着坐下；如果他跷二郎腿，你也跟着跷）

- 触摸是最亲近的非语言交流。时机与方式要看关系是什么类型，以及具体的情况。即使轻轻地碰触也会很有效。要察言观色，确保肢体接触是没问题的。要谨慎，因为可能被误会。

不要做的事：

- 咬紧牙关

- 盯、瞪、逃避摇身交流

- 摆出不好的表情

- 皱眉或者愁眉苦脸

- 蹙额

- 打哈欠

- 烦躁

- 脚放椅子上

- 全身紧张
- 向后靠
- 看表或者看出口
- 踏脚
- 看电视、写账单等等无关的事情[21]

|| 不要辩护

医学博士约翰·G.冈德森和辛西娅·博科维茨说,防御性回应容易激怒边缘障碍者,因为防御姿态相当于在说:"你的感受是错误的。"加强边缘障碍者本来的沮丧感,无异于火上浇油,这是很糟糕策略。他们说:

"如果感到一个批评不太公平,人的自然反应就是为自己辩护。但任何经历过这种时刻的人都知道,辩护也没有什么作用。一个盛怒中的人,很难冷静、理智地看待问题的另一面。辩护只会让他的怒火更旺。

个体最需要的是倾听。不过当然,完全不去争辩地倾听,就意味着会受到伤害。因为,自己爱的人觉得你辜负了他,要接受这个现实是很痛苦的。有时这种指责之所以伤人,是因为尽管对方却是感受如此,但又偏离事实、并不公平。也可能因为这种指责直指事情的核心,才让人难受[22]。"

冈德森和博科维茨说,如果你觉得真相就在听到的东西里,起码要承认说:"你说的有些东西是对的。我才知道我伤害了你。对不起。"但他们也说,回应也不要助长对方的吼叫。而要这样说:"你说的有些道理,事态冷静下来的时候,我想和你谈一谈。"(随着经验的增长,会越发了解如何在忙乱中应付这种情况[23]。)

这些都不是说,就应该理所当然地接受愤怒、批评、责备,就因为对方是边缘障碍者,所以一味纵容。对方也有责任认识到他自己的问题,并积极控制自己。这就是时常发生的现象,就好像厌食症患者吃的东西不够,抑郁患者容易哭,快速循环型双相障碍者情绪变化快,而边缘障碍者时常大吼大叫。

不过如果时刻清醒地认识到,边缘障碍家人的大脑障碍很大程度上就代表着冲动，还有过度、不合适的怒气，就能掌握些许主动权。让对方的话语轻轻从耳边飘过，不要让其伤害到自己，只要了解"分裂—耻辱—恐惧"模式，就能控制住边缘障碍者的攻击性。

‖ 延缓和转移注意力、缓和、DEAR[1]

使用这些方法时，不要用一些代表指责的话语，因为指责可能会引发分裂、耻辱和恐惧。避免这类语言也无法清晰地描述当下的情况，但能帮助你达到自己的目的（始终记住是要采取有意识交流）。

指责	中立描述
是你先要吵架的。	我们就吵了起来。
你一直大吼大叫。	我得离开了，
我要走了。	因为我们的争吵已经太激烈了。
你没这么做。	这件事没发生。
你这么做了。	这件事发生了。
你一直在吼。	声音一直都很大。

◇ 延缓和转移注意力

情绪激烈的时候，边缘障碍者脑中的情绪部分会试图掌握控制。攻击性会慢慢释放，伺机而动。如果能用同理心延缓这个过程，或者说不让边缘障碍者感到自己不被理解，就能帮助边缘障碍者控制其冲动和情绪。在开车无法分心的这种情况，转移注意力会帮助很大。下面是一些例子：

- "我知道你不高兴，而且想现在谈这件事，我也想认真听。但现在我还忙着 xx 事情。你能等一等吗？（等多久视情况而定，但几分钟也是有帮助的）完了我就可以不分心地仔细听你说。"（这样的回应是最标准的）
- "我现在没法谈这个事情。吃过饭再说好吗？"

---

[1] DEAR 是 Describe（描述）、Express（表达）、Assert（坚持）、Reinforce（巩固）四个词的首字母缩写。

- "我得想想。现在需要考虑的事情很多，我想把我们之前谈过的都再好好思考一下。"
- （想想什么事情是需要两个人一起做的，免得对方觉得被抛弃。）"一会儿再谈吧，我们先买东西 / 看电影 / 散个步等等。"
- "我们坐下来好好谈谈好吗？我先泡两杯咖啡 / 换件卫衣 / 打个电话。"
- "糟了！我忘了，我得把手机开机 / 关机 / 接孩子 / 往洗碗机里放洗涤剂。"
- "等等，我先上个厕所 / 吃一颗阿司匹林 / 加件毛衣 / 把录像带打开录个节目 / 做个三明治 / 把狗放出来。"尽量把事情说得紧急一点，边缘障碍者才不会觉得被敷衍 / 忽略，比如：头很痛、电视节目马上就开始了、肚子很饿、狗看起来不安分。
- （如果什么事都想不出来）"等一下。"（然后换个地方想想说什么，想好了再回去。一般上厕所是个不好拒绝的理由——除非本身就在厕所里面。）

◇ 缓和

采用一些柔和的陈述方式以实现目的，不要让局面脱离实际。语调和肢体语言需要冷静、令人安心、开放，但又不能体现高人一等的姿态，这些都很重要。语调和肢体语言不把握好，下面的话只会加剧冲突。

只有你才最懂你自己：

- "我理解你说的，但我的意思是……"
- "当时我想的是……"
- "其实我的真实感受 / 想法是……"
- "可能我没说清楚。我的意思是……"
- "你可能误会我了。"

调整谈话：

- "我们能不能回到刚才说的事情？"

- "这些其实和我们说的事情都没有那么大的关系。还是谈谈你和我吧。"
- "之后再谈这个吧。我想先主要谈谈……"
- "我还想先谈谈这个。你不和我好好谈谈的话，这个问题很难解决。"
- "我想我们是不是可以相互做些妥协，然后好好谈谈……我不想又提起……"
- "我不想再说那件事了。关于我们……"
- 不要急着回话。不确定说什么的时候，站在对方立场上倾听。

营造合作的氛围：

- "也许我们可以想办法……"
- "也许我们可以一起……"
- "……在这件事情上，我们的意见已经达成一致了。"
- "既然我们都关心对方……"
- "我们相似的地方很多，比如……"
- "希望我们可以……"
- "没有谁不好，只是我们想法不一样。"

对毫无根据的批评和语言虐待式的话语要做出回应。非语言态势上要坚定，第 10 章会讲到这个问题。采用下面的语句时，请使用中性的语调。不要用说教的口气。如果边缘障碍者一直处于威吓状态，冷静地解释自己要做什么：

- "我还有自尊心，所以我不能再听这些了。如果还是这个样子，我就要离开了。"
- "我不会让你这样虐待一样地对我 / 冲我吼 / 攻击我，如果继续这个样子我就要离开了。"
- "不，我是不会忍受这种语言的，你再继续这个样子，我就要离开了。"
- "我不允许你这么说我，你再继续这个样子，我就要离开了。"
- （当双方都有想法要说的时候）"我知道了，你说的是……我的想法是……"（这个句式很有用。）

- （声明界线）"对骂是没有意义的。再这样下去，我们只有换个时间再谈了。"（下一章会更多谈到这一点。理想情况时，你在双方冷静的时候，就已经设立了界线，而且已经告诉对方再这样的话，你就只能离开。）
- 离开。

◇ DEAR

DEAR 是 Describe（描述）、Express（表达）、Assert（坚持）、Reinforce（巩固）四个词的首字母缩写。在设置界线时使用最多。下一章会更细致地谈到这个问题。

准备与练习

也许之前你都把边缘障碍者说的伤人的话往心里去了，忘记对方受到边缘障碍的影响。在阅读本书的时候，这个事实比较容易记住，但是在实际生活中又很容易忘记。

现在要不同地对待。最开始可以预先对谈话做好准备。作家伊丽莎白·B. 布朗说，要想不被病态行为影响，就要事先有准备[24]。以下是一些准备的方法。

|| 让自己不那么敏感

回想过去与边缘障碍家人之间不愉快的谈话。他很有可能会把同样的东西说一百遍，这些东西你也听了一百遍。在感觉安全的时候，反复想象边缘障碍者说的这些话，直到这些东西变得毫无意义、对你失去效果。

|| 想象

冰上运动员走上场的时候，从不去想自己上一次摔倒。他们反其道而行之：想象他们希望滑出的路线和样子。请想象一段对话会如何进行，说对的话，使用正确的非语言沟通技巧。实现交流目标后，预估自己会有的感受。

|| 练习

最终，你会将本章的技巧运用得驾轻就熟。实际上，边缘障碍家人会慢慢感受到这些方法的益处，并将之运用到与每个人的沟通中。要实现这样的效果，需要不断学习和练习。

请反复阅读本章，制作一些小卡片，记下自己喜欢的句式。然后在压力较低的情况下加以使用。和朋友做角色扮演练习，也可以用一张空椅子来代替边缘障碍者。

如果被打了个措手不及，忘了该做什么说什么，记住以下四个要点：

- 呼吸。
- 保持安全。必要的话就离开或者电话求助。
- 保持眼神柔和、坚定。放松脸部，模仿对方的身体动作。手不要叉起来。
- 即使不同意对方的话，也要积极倾听、同理认可对方的感受。保持声调正常。

不要说的话	
不要说一些贬低的话，也就是说，不要直接说对方的想法和感受是错误的。避免下列话语[25]。	
命令对方以不同的方式思考或感受	"不要这么情绪化。" "你应该开心才对呀。"
否认对方的感觉	"你完全整错了。" "为这种事情吵太蠢了。"
看低对方的感受	"这不值得生气呀。" "没那么糟吧。"
批判、贴标签	"你太情绪化了。" "你这人太容易发火了。"
责备对方小题大做	"你什么毛病呀。" "你干吗总是小题大做？"
"总是"或者"从不"	"你总是这样破坏气氛。" "你从不会夸赞我。"

一位母亲的交流方法

莎朗（Sharon）一直在维护 NUTS[1] 这个群体。她有一个二十九岁的女儿阿曼达（Amanda）。阿曼达在十三岁的时候确诊边缘型人格障碍，当时阿曼达因为雇帮派成员想要杀掉莎朗和莎朗的老公，被强制入院。

这些年来，莎朗和阿曼达之间培养出一套交流体系，弥补了障碍造成的缺陷，并避免了很多情感爆发，使很多问题能够更好地解决，也加强了母子关系。

莎朗说："我要说什么严肃的事情的时候，我会先问阿曼达的心情怎么样，如果是谈事情的时机，我就会先告诉她：'阿曼达，我得和你说点事。可能不那么愉快。'这也能帮助她辨别自己的感受。"

莎朗使用的其他引导性话语包括：

- "这可能听起来有点贬低的意思，但实际上本意并非如此。"
- "这可能会有点伤害你的感受，我很抱歉。但长远来说，我们最好还是一直保持沟通。"
- "前几天感觉不太对，我想谈一谈那时的情况，免得我们之间有误解。"
- "我知道这不是什么好消息，但从长远来看，事情在慢慢变好。"

接下来，莎朗在谈问题的时候，会用到带"我"的陈述：

- "我们的谈话快让我受不了了。我要去散散步，冷静一下。"
- "如果我没有会错意的话，我觉得现在我正在为自己从没做过的事受责备。"
- "我或多或少能理解你的感受，但这不是我能改变的。"

---

[1] 需要（Needing）理解（Understanding）、温柔（Tenderness）、支持（Support）来帮助边缘障碍孩子的父母群体。NUTS 是这几个单词的首字母。

当阿曼达在描绘自己的感受时，莎朗会说一些传递自己同理心的话：

- "我明白为什么你会这么想了。（稍微停顿，让这个感受传递过去。）但是……"
- "如果我是你的话，可能我也会是这种感受。(停顿)但从旁人的角度来看，我觉得……"
- "我遇到这种事情的时候很受伤。你是什么样的感受？"

莎朗说："如果我看到阿曼达无法控制她的情绪，我会说类似这样的话：'我们先做点其他事吧，先缓一缓。然后再来谈。'这使得阿曼达有机会让自己的情绪冷静下来，让她有时间仔细思考，也许还能让她不要冲动行事。有时候我们一边做其他事情一边聊，效果还好一点。这也让当时的压力会小一些。或者如果可能的话，我们会改天再细谈某件事情。"

阿曼达和大多数边缘障碍者一样，需要很多安抚的话语。哪怕莎朗以为问题已经解决了的时候，对阿曼达来说，问题仍然存在。"她的情绪太多，有时候她没法仔细倾听。"

莎朗和阿曼达花了许多年才发展出一套沟通系统。阿曼达已经从辩证行为疗法中学会了一些沟通技巧。

但作为一个互助组的领导人物，莎朗相信，这些技巧对别的人也能起到帮助。她说："可能要双方都学会这套方法，直到这套方法变成了自然的沟通，交流才能够顺畅进行。但最终是会有效果的。对我们来说，这套技巧就是在适应后开始发挥作用的[26]。"

10　方法四：过犹不及——如何建立你的心理界线

当我们对重要的事情沉默不语的时候，我们的生活也走到了尽头。

——马丁·路德·金（Martin Luther King）[1]

"面对事实"（Facing the Facts）留言板的一些人被问到这样的问题："你最近一次和家人设置界线时是怎么样的？"大多数人都说出了类似下面的事情：

- "我告诉我的边缘障碍男友，他并不理解我的角度，他说我也不理解他的。然后就是无尽的循环。他的话可以编出天罗地网，简直像超能力一样，谁也逃不掉。"
- "她说我一直在控制她，告诉她要做什么。"
- "她总让我感到愧疚，有时候方式很微妙，有时候很直接。"
- "他搞得就像他自己是我的大救星一样，最终我还要给他道歉。"

一些非边缘障碍伴侣说，过了许多年才不得不承认，对方根本不尊重人与人之间的界线，然后他们才结束了关系。

---

[1] 马丁·路德·金（1929 年—1968 年），出生于美国佐治亚州亚特兰大，美国牧师、社会活动家、民权主义者，美国民权运动领袖。

但也有很多人说，他们身边的边缘障碍者在试探很长一段时间之后，才开始注意到这样的界线。留言板的一些非边缘障碍者能下决心在必要时和伴侣断绝来往。这些人恰恰能够与边缘障碍者重建信任与亲密。

杰克（Jack）和他的边缘障碍妻子罗琳（Loreen）就是一个例子。罗琳有酗酒的习惯，尝试过自杀。杰克想要设置一些界线的时候，罗琳在精神病院的看护下，也在用药。杰克自己当时也在见治疗师，治疗师在界线问题上给予杰克很多帮助。杰克说：

"罗琳完全无法控制自己的怒火。不管什么事情，她都可以一下子爆发。有一次我出差，她打电话吼道：'我希望你是装在尸体袋里回来的。'她一直骂，说一些类似这样的话：'你把我的自信心给毁掉了''要不是你，我不会喝酒，因为只有喝酒，我才应付得了你。'

她总会威胁说自杀，还吼着说：'可能你就是希望我自杀吧。那我就自杀好了，我自杀的话都是你的错。'我总是担惊受怕的，害怕说错话。情形就一直这样恶化。

后来我开始在网上和其他非边缘障碍者交流，我发现两件事情：第一，我要内心强大起来，而且要一直强大，因为我已经越来越不堪折磨了；第二，我要重新去设置一些界线。

有一次她又威胁说要自杀，之后我看见她躺在地板上。后来救护车来了，医护人员一直想办法让她苏醒过来。我这才意识到，尽管这么多年来我都尽量不要让她觉得不愉快，她还是喝酒，还是有自杀倾向。我做的努力根本没有用。我觉得很害怕。

我的治疗师说她的这些行为不是我能控制的。这其实很难接受。再这样生活下去，简直和杀了我一样。然后我决定尝试着设置一些界线。反正还有什么好失去的呢。

我告诉她：'现在我们做的这些努力根本没效果。但我们必须要有一些改变。'我说如果她再胡乱发火、骂人，我就会暂时离开，换个时间再谈当时在说的事情。这听起来很简单，但其实一点都不简单。她听到又生气了，情况反而糟糕起来。她大吼，说我是个控制狂，而且就是因为这样，她才不正常。

但我早有心理准备。之前我就说服了自己，离开是最好的选择。她的家里人都告诉我说，这么多年我让步太多，需要更坚决一点。他们的话对我很有帮助。

有好几次，我都直接离开房间。我只说：'现在我没法和你一起待在这里。'然后就走出门。有时我会一两天不出现。她打电话问我什么时候回去，我会说：'我自己也不知道。我仔细审视了自己的生活，我觉得事情必须要有变化，因为现在这个样子完全是在毁掉我。'她知道我是忠诚的人，如果不是没有其他选择，我是不会离开她的。

最终，她也慢慢接受我是认真的。有一天她打电话给我道歉。这是她有史以来第一次说对不起。我都吓得要从椅子上掉下来了。当时我发现，界线真的开始起作用了。虽然要花一些时间，但情况慢慢好起来了。

她甚至开始更多地道歉，学会说：'对不起，我不是那个意思的''我当时的反应有点不妥'这样的话。她开始觉得要为自己的行为负责。

最后我们终于可以交心了，我终于可以说：'这挺让我烦恼的'这样的话。我一直害怕说这种话，因为她很脆弱。后来她真的开始认真倾听了。

我认识到必须要先照料好自己，因为边缘型人格障碍就像一块强力的真空，把人吸过去，不管是谁都抵挡不住。设置界线就好像是说：'我在意我们的关系。但如果继续这样，我没法待下去，我是很想让彼此的关系继续下去的。'

在事情好转之前可能还会有一段时间的恶化，必须要接受这一点。这毕竟是改变的唯一机会[1]。"

过去十八年里，"欢迎来到奥兹国"上有累积超过 10 万个成员，上面流传的故事反复证明了，设置界线并且坚持到底，是非边缘障碍者能够采用的有力方法，帮助边缘障碍者像罗琳一样控制其行为，从而修复、改善家人之间的关系。在一些治疗项目里，界线可以救人性命（比如参加辩证行为疗法的患者，必须每天都要填每日记录卡，以评估自杀念头的强烈程度），界线也可以拯救关系——尤其是主动选择的关系（比如伴侣和朋友）。

什么是界线？

当你听到界线、界限一类的词，头脑中首先先到的可能是"允许"或者"不允许"别人做什么。比如，你可能会告诉朋友不要再晚上 9 点之后给你打电话。这样的界线就像红绿灯，或者一国的边境。本章的大部分都会围绕这类型的"可观测"界线。

其他界线与我们的心理和情绪有关，不易察觉。人天生就倾向于与他人亲近，并讨别人喜欢。但同时，我们也渴望做真正的自己，而不仅仅是别人所预期的样子，我们需要空间和独立。

满足自己与讨人喜欢之间需要一个健康的平衡，我们自己想成为的样子与别人期待的样子之间，也需要一个健康的平衡，这对任何关系的健康程度都很重要。社会学家唐娜·R. 贝拉菲奥雷（Donna R. Bellafiore）利用下面的内容来说明健康、平衡的关系，与不健康、不平衡的关系之间的差别[2]。

健康的关系	不健康的关系
· 能够感受到自我	· 伴侣不在就感到无力
· 感到为自己的快乐负责	· 依赖伴侣才能快乐
· 共处与独处的平衡	· 共处的时间太多或太少
· 友谊与关系互不干涉	· 无法与他人建立或保持友谊
· 专注于双方的优点	· 专注于双方的缺点
· 坦诚、自信地交流	· 玩手段、被动倾听、操纵
· 承诺	· 嫉妒、关系成瘾或缺乏承诺
· 尊重对方的不同之处	· 因为对方的特点而责备对方
· 接受关系中的变化	· 觉得关系应该永远是同一个样子
· 可以直接询问对方的愿望、需求	· 感到无法表达心中所想

为什么界线很重要

关系中的界线很重要有三个原因：你的健康、关系的健康、边缘障碍者的健康。

你的健康

简·布莱克（Jan Black）和格雷格·恩斯（Greg Enns）在他们的《更好的界线》（*Better Boundaries*）一书中说，为关系设置一些界线，可以迅速让生活中的快乐和一些能力提升到新的高度。他们说，界线保护我们（感到）不被"控制、操控、困住、误解、虐待、忽视、贬损、胡乱批评"。

他们还说，界线可以帮助我们塑造稳定的想法和偏好，让生活更有秩序。没有界线，人们就会被他人的要求淹没，总怕"失去机会"，搞得失去方向。在这样的情况下，界线是行为的价值引导，不受他人的控制和影响[3]。

杰克的界线使他不再受边缘障碍的攻击性所扰，但他并没有去控制或者限制这种攻击性，而是在自己身上加防护罩，让对方的攻击无法伤害到自己。杰克照顾好了自己，也让罗琳自己照料自己。她可以选择努力控制自己，从而赢回丈夫，也可以继续谩骂，继续忍受孤独。

关系的健康

界线是关系基础的重要因素。界线可以保证相互尊重，创造安全的环境。当彼此都尊重界线，双方都会更愿意分享真实的自己，更愿意接受、信任对方。信任可以带来舒适感、亲密感、快乐——这些都是边缘型人格障碍者渴望的。

没有界线，关系就会变得混乱、不稳定、充满敌意，彼此会封闭自己的内心，建起一道无形的墙——这些都会破坏信任。换句话说，尽管边缘型人格障碍者讨厌界线，但界线反而会帮助他们得到自己向往的亲密。

边缘障碍者的健康

界线可以帮助边缘障碍者，因为不管边缘障碍者是否有准备，外部世界——老板、法院、学校、国税局，都会为其设置障碍（界线）。外人可没有家人的耐心和理解。

其次，辩证行为疗法心理学家黛博拉·雷斯尼克（Debra Resnick）博士说，边缘障碍者在有架构、规则的环境中表现更好。她说："边缘障碍者没有明确的界线和界线意识，他们可能会痛斥所谓界线，但又常受益于界线。所以住院对大多数边缘障碍者有好处。"杰克也在妻子罗琳身上得出类似的规律："她很讨厌界线，但我隐隐觉得她内心深处也知道自己需要界线。"

一些边缘障碍者在伤害自己爱的人之后，会感到羞耻和后悔。雷斯尼克说："我的许多病人都知道自己某个时候失控了，事后感觉很糟糕。如果他们的家人，也就是非边缘障碍者能不要火上浇油，边缘障碍者就更有机会认识到自己的愤怒不合适。这能使其渐渐控制自己的情绪[4]。"

界线的特性

要理解界线，最好的方法就是正确地讨论界线，不要概括、抽象地泛泛而谈。所以我们会在本章反复提及以下练习。请在阅读过程中反复练习，以达到最大效果。

"小人之家"练习

此练习假设非边缘障碍者与边缘障碍者住在一起，收入放在一起共同支配。（如果是分开住，请选择其中一人的家作为预设场景，并设定一个共同支配的收入数字。其他细节不重要，设定确立以后不要改动。）

一天，边缘障碍者决定在花园里放一些小人儿。他买了各种各样的小人摆件，有不同的尺寸和风格，包括小圣诞老人、有胡子的小人、没胡子的小人、躺着的小人、几乎全裸的小人。

慢慢地，这个爱好越来越成问题，花的钱越来越多，而你在其他事情上需要钱。而且占地也是一个问题。这些小人越摆越多，都摆到院子里去了，把其他功能都挤占了（比如真正的花园应该留出的空间）。如果是住在公寓里面，请假设你已经没有地方来摆放、储藏这些小人。

很多人会在门口好奇地呆望这个"小人之家"，有些把路挡住了，这让邻居有些生气。到后来，每次你修草坪的时候，都得把小人们挪挪地方才行。（或者你的房东和邻居一直抱怨，因为你的边缘障碍家人用了别人的储藏室。）

请想象这就是发生在你身上的情况，回答以下问题：

- 你觉得每年花多少钱买小人是合适的数目？
- 把来自邻居的压力也考虑在内的话，你觉得花多少空间来摆小人是合理的？
- 修草坪、清洁小人的时候，谁应该去给它们挪地方？

仔细思考自己想要的、需要的，因为这个答案就是你会设置的界线。当你完成这个练习以后，请继续阅读。

界线的特性一

你很有可能很难得出答案，因为变数太多，比如工资和生活空间。如果一个屋子里有许多人做这个练习，每个人得出的界线都是不一样的。这就是界线的特性一：

每个人考量界线时，都依据自己独特的因素考虑。你握有自己设置界线的权利，就像你掌握自己的感受、想法、信仰一样。

这看起来很明显，但实际上却常被忽略。大多数人认为对谁来说都只有一个标准，而争论最多的就是：这个标准应该是什么样的？看看你们当地的报纸，在问答专栏或许有类似这样的内容：

亲爱的专栏作家：

我儿子最好的朋友，十六岁，老在我们家吃饭。他是个大个子，在学校打橄榄球，他吃这么多东西很花钱。我的丈夫说，做饭把成本给控制一下就行了。我却觉得要我们干学校食堂的活儿挺过分的。谁是对的呢？我还是我丈夫？

"受够了"女士

"受够了"女士觉得问答专栏就是真理殿堂的至高存在，有权决定谁"对"谁"错"。如果当时写专栏的人说"受够了"女士是错的，她就要妥协，继续

175

多做一人份的食物。

但这能解决问题吗？"受够了"女士会马上出门买牛排吗？再烤点新鲜的饼干？做点巧克力草莓当甜点？"受够了"女士会不那么埋怨丈夫了吗？不那么埋怨儿子和儿子的朋友？

不可能！

如果抛开刻板礼仪和宗教信仰不谈，世界上是不存在什么绝对的"真理殿堂"的。这种家庭争端本质上是另一种"小人之家"问题。食物要花多少钱？"受够了"女士的冰箱里还放得下其他食物吗？做事的都是谁？买菜、做菜、洗碗？（大多数情况下答案都是"受够了"女士，而长此以往不满只会累积。）

同样地，如果边缘障碍家人说你的界线是错的，或者没有道理，他只是说在他自己看来的正确与真实，而不是你的正确与真实。你才是自己的真理主宰。是你在面对自己每天的这些难题，不管是小人也好、洗碗也好。你的界线，你自己说了算。你的第一界线就是，"设置界线"是属于你自己不可妥协的权利。

界线的特性二

现在回想在"小人之家"练习时，你得出自己的界线的过程。

· 你得出的界线是否基于某一个人的角度？还是说你想要平衡每个人的需求和意愿？

· 你的目的是伤害、惩罚还是控制？还是得出一个周全所有因素的计划？

大多数非边缘障碍者都错在，想要把每个人都考虑进去，却唯独不考虑自己。非边缘障碍者从没想过，自己也可以说"不"，或者说自己的想法和需求也和别人的一样重要。

这就引出了界线的特性二：

你的界线是为你自己而设的，不是给自己添堵的。你的界线是关乎尊重的：尊重你自己、尊重他人、尊重关系。

边缘型人格障碍者有时将他人的界线视为对自己的态度，认为是刻意刁难、惩罚、控制自己。这是因为他们感到自己被惩罚、控制了。对边缘障碍者来说，感受等同于事实。自然地，你会想要谈一谈，想出两全其美的办法。只能出于自己的意愿去妥协，而不能出于承认自己的感受是"错误的""不重要的"。（所以你得知道自己想要什么、需要什么。）

界线的特性三

有的人完成练习后对自己的一些界线感受很强烈。也许对某个人来说，成本是一个大问题，但修草坪不是什么大不了的事情。有的人认为，有一个装修很有格调的家很重要（比如法式乡村风格、古典风格）；另一些人觉得大学宿舍的样子就不错了（可能还摆着空的比萨盒）。

这就引出了界线的特性三：

不同的人有不同的界线风格，界线涉及的方面也不同。

简·亚当斯（Jane Adams）是《界线问题》（*Boundary issues*）一书的作者，她认为界线有三种划分方式：

1. 渗透性，或者说界线"厚"还是"薄"。
2. 弹性，或者说可变空间有多大。
3. 复杂性，或者说有多微妙、相互影响有多大。

这些特点都在不同的情况里有所区别。但总的来说，各人有各人的界线风格，这种风格就是这三个方面的相互作用。有的人界线很严格，一个小人超过界线数量就会使其焦躁起来。有的人则更灵活，只要小人不掉到猫砂盆里，他们都很难注意这个问题。

意料之中的是，一些高功能边缘障碍者有严格的界线，而非边缘障碍者（尤其是朋友或者与边缘障碍者较亲近的人）的界线更倾向于灵活的一面，有时甚至太灵活了。非边缘障碍者的界线有时太过易于渗透，也就是说什么都可以接受，最终导致自己难以招架。

如果一起的两个人界线风格差别太大，冲突在所难免。亚当斯说："摩擦、不和，甚至一些关系中的问题，实际往往都来自于界线的区别，不过有时候看起来另有原因，比如钱、孩子、亲戚、最后期限、不守诺、忘记重要的日子[5]。"

设置界线的三个关键

许多书籍在讨论界线设置的问题的时候，好像把它当成一个短时间的事情，而非一个过程。但设置界线需要心理上的准备和计划。心理准备的三个关键是：

- 摆脱恐惧、义务和愧疚。苏珊·福沃德（Susan Forward）在她的《情感勒索》（*Emotional Blackmail*）一书中提出此概念，并将其简称为 FOG，即为 Fear（恐惧）、Obligation（义务）、Guilt（愧疚）。
- 相信自己的感受、想法——最重要的是相信自己。
- 不要牺牲自己的界线去拯救家人，这样只会造成混乱。

摆脱恐惧、义务和愧疚

在第 8 章中，我们针对关系的问题，讨论了恐惧、义务和愧疚。在谈论界线设置问题时，它们就像是一缕环绕的烟雾。如果不做好准备，他们会阻碍你的视线，使你看不清、记不得自己想要什么、需要什么。接下来的这个部分会讲述，如何防止恐惧、义务和愧疚动摇自己设置界线的信念，让关系好转起来（起码让人能够忍受当下的情形）。

|| 对失去关系的恐惧

恐惧有很多种，大多数都能用卡耐基的问题解决方法应对。第 7 章提及了此方法。这里我们讨论的恐惧，是对失去关系的恐惧。

许多边缘障碍者的家人都说，如果没有边缘障碍的话，这些边缘障碍者本身是很棒的人。常用到形容这些边缘障碍者的词汇有：聪明、幽默、有同情心、有爱心、漂亮。不过他们的边缘障碍行为是其非常核心的部分，而不是可以剥离开来讨论的东西，这一点让人非常难以接受。

边缘障碍者有许多反常的、虐待式的行为，为了免受其伤害，边缘障碍者的家人哪怕对某件事情颇有想法，却也只能让步。边缘障碍者的情绪爆发就像是一种惩罚，而非边缘障碍者为避开这种惩罚所做的让步，反而成了一种鼓励。久而久之，非边缘障碍的界线就越滑越远，消失到视野之外。

贝弗利·恩格尔（Beverly Engel）解释了界线是怎么消失的：

"我们大多数人在开始一段关系时，都认为自己有一些界线，主要是允许对方做什么、不做什么。但关系慢慢发展，我们会渐渐放松一些界线，允许越来越多的越界，甚至本来完全反对的事情，都慢慢接受了……有的人逐渐开始忍受一些本不能接受的行为，甚至是虐待行为，然后说服自己，这些行为都是正常的、能够接受的（甚至是自己应得的）[6]。"

莫拉（Maura）和许多非边缘障碍者面临的情况一样。她的男友是弗雷德（Fred），她知道自己提要求会发生什么。每次她说自己需要一些时间独处，或者和朋友约会，他就会说他要离开她。不仅要离开她，还要在她的朋友中散布关于她的谣言中伤她，让她不好过。

莫拉的家人朋友都告诉她，这段关系不健康，而且弗雷德有一些问题。但她很怕失去弗雷德，而且希望别人了解弗雷德其实内在是一个多么好的人。她觉得只要自己能让弗雷德安定，不要掀起波澜，一切都会没事。

虐待的迹象包括：命令别人应该如何生活；使对方与家人朋友隔绝；控制钱和其他资源；过于嫉妒、控制欲强；推搡、抓挠、拳打脚踢、扔东西。

如果这些描述符合你的家人，你可能以为只要保持沉默，就能"帮助"对方，或者"挽救"感情。这种想法是错误的。如果是这种情况，你们两人都需要到专业的心理健康机构寻求帮助。请重读第8章的斯德哥尔摩综合征部分。给关心你的人打电话，或者给家庭暴力热线打电话。男人和父母也是会受虐待的。如果不去寻求外界帮助，可能会酿成悲剧。

|| 义务和愧疚

叶德莉（Yeardley）知道自己的姐姐会毁了自己的婚礼。她们的妈妈坚持说："你一定要让你姐姐当你的伴娘。"叶德莉本想让自己最好的朋友做伴娘，但还是因为妈妈的想法妥协了。她的一生都像这个样子，总在"对姐姐负责"的时候，才感受到父母的爱和赞扬。

苏珊娜·罗伯茨（Suzanne Roberts）著有《应对新的领域：年老父母的成年孩子的手册》（*Coping in New Territory : The Handbook for Adult Children of Ageing Parents*）一书，她说："我们很少和家人间设置界线，当我们发现对方可以转瞬间改变我们生活的时候，会非常不解。这好像我们把自己的生活装在礼品盒里包起来，然后把它送给第一个感兴趣的家人。"

罗伯茨说，我们和家人之间缺乏足够的界线有两点原因：自我暗示的愧疚感；对旁人看法的恐惧。她说：

> "我觉得我们许多人都没有想过，自己有权利与家人设置一些界线——毕竟是家人嘛。其实我们不仅有设置自己界线的权利，我们还有责任让家人像其他人一样遵循这个界线的标准。
>
> 有些人踏入我们的界线，对我们提出一些无法完成的要求，在这些人眼里，我们看起来有些自私。但照料好自己，这绝不是自私。不仅如此，没有界线的人，会对所有要求都马上做出回应，这样的人太过劳累、愤怒、怨恨，以至于无法爱人、无法保持平和[7]。"

"欢迎来到奥兹国"上的成员说，设置界线的时候产生愧疚感和义务感是很正常的。下面是一些例子：

- "她说我在钱的事情上设界线，就代表我不爱她，或者我是没把婚姻当回事。"

180

- "她说：'你怎么能对你妈妈做这种事？哪有这样当儿子的？'"
- "她怪我说，我就和她那个糟糕的前男友一样。"

　　苏珊·福沃德说："恐惧、义务和愧疚就是不断渗透、扰乱、模糊一切，不断地制造不安。"它们带来的压力会让人非常不适，使人第一时间就放弃、妥协，就好像听到警铃的时候人会下意识捂住耳朵一样[8]。

　　一旦恐惧、义务和愧疚开始作用，边缘障碍者就会不断地加以利用。一个边缘障碍者的家人如此总结："每次我想设置界线，我的边缘障碍家人就会不断纠缠我，有时甚至花上几个小时。在刚提出界线的三十秒以内，妥协要比坚持容易太多了。"

　　福沃德说，要破解恐惧、义务和愧疚带来的伤害，最有效的方法之一就是反复在内心对自己说："我可以忍受。"不断地向自己的理智和潜意识输送这个信息。想要一步步终止感情绑架的时候，深呼吸，然后告诉自己："我能忍受。"至少重复十次。虽然要忍受边缘障碍者带来的不愉快，但最终坚持是值得的，起码能提升自信、更过地掌握自己的生活[9]。

相信自己的感受、看法

　　如果某人只想和丈夫一起去度假，过二人世界，不希望有对方的家人，这算虐待吗？安（Ann）告诉我们，她的边缘障碍丈夫拉尔夫（Ralph）认为这算虐待。她说：

　　"有一次我问他要不要就我们两个人去哪儿玩一玩，他就很不开心跟我说：'你知道家人对我多重要，你为什么问这种问题？你简直是有虐待倾向，我都不敢相信。'

　　他一次又一次说这种话，我都开始质问我自己。我的内心之煎熬，以至于我不得不寻求咨询。我告诉咨询师：'要不就是他失控了，要不就是我没有正确看待自己。我想知道到底是怎么一回事'"

在《亲密的陌生人：我们如何与边缘型人格障碍者相处》一书中，治疗师埃利斯·贝纳姆（Elyce Benham）解释说，当有人不断动摇我们对自己的一些看法，那我们对自己的信念就会动摇。这相当于一种"洗脑"。

她说："洗脑的原理很简单，使受害者与外界隔绝，使其反复接受重复的信息，再加上睡眠缺失、虐待，使其质疑自己的认识和感受、时刻保持警惕，将其拖垮[10]。"

边缘障碍者攻击状态会使其反复对你做出负面的、不准确的评价，这种评价除了针对你本人，还包括你的价值观、动力、人格。"欢迎来到奥兹国"上几乎每个非边缘障碍者（边缘障碍者的家人），都在设置界线的时候被指责过"自私""玩弄人"。有的还遭到了更难听的指责。

"自私"一词对大多数非边缘障碍者来说，都很刺耳。他们的自我价值本就来源于被他人需要、做自我牺牲，"自私"可以说是最严厉的惩罚了。他们渐渐学会，"有疑问的时候，不要发表不同意见；不要有任何需求；不要有任何看法。最重要的是，不要说'不'。"

在舒服地表达需求之前，必须要坚定相信，自己有权拥有这些需求。你是你自己的看法的主人，尽管这些看法或者信仰与家人的不同。你有权犯错，有权不合逻辑，没有义务解释所有事情。尽管并不完美，你同样有权利喜欢你自己。

加里·伦德博格和乔伊·伦德博格在《我不必让一切都更好》一书中说："你是谁是你自己选择的。如果你强大的信念基于自己所学习、体验的东西，那你就会无时无刻评估自己所接触的东西，这也会成为你的生活模式。你会听见其他声音，并且对其进行评估，并自问：'这对我来说是好的吗？'因为你接受自己、接受自己的价值观，所以你能够倾听、学习、接受或者拒绝别人的语言和行为[11]。"

别再牺牲自己的界线"拯救"边缘障碍者

回忆第 3 章的卡普曼三角（最好重读卡普曼三角部分，再继续阅读）。卡普曼三角揭示了家人之间如何反复陷入同样的模式之中。在争端中，家庭成员轮番扮演受害者、加害者（也就是欺压受害者的人）、拯救者（拯救受害者的人）。两个人也可以上演类似的情形，角色相互交替。

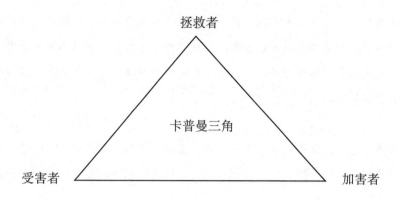

卡普曼三角

拯救者

受害者

加害者

　　非边缘障碍者设置界线时，边缘障碍者就会把自己放到受害者的位置，把对方放到加害者的位置，说类似这样的话："我不相信你竟然这么对我。你太自私了，把我玩弄于股掌之中！"接着在压力之下，非边缘障碍者就会取消界线，或者即使对方越界也不会怎么样。

　　一旦转变为拯救者的角色，情况就会发生重大的改变。从三角的右下方（加害者）转移到三角顶端（拯救者），便在不知不觉间破坏了自己的界线。而这时，非边缘障碍者变成受害者，边缘障碍者变成了加害者。

　　医学博士布莱斯·阿吉雷说：

　　"对父母来说，愧疚感总在两极之间摇摆。首先，父母对孩子的行为感到沮丧和愤怒。他们觉得自己遭到了贬低、操纵。在父母没有照料好自己的时候，这种情况尤为明显。

　　接着，当孩子感到绝望、无用，有自杀、自残倾向的时候，父母又感到害怕，马上无条件地付出亲情照顾孩子，把孩子送去医院。很快，孩子道歉，说自己得到教训了，父母便充当拯救者的角色，将孩子从治疗中'救'出来。然后父母的愧疚感便减轻了。几个月后，孩子又会有同样的倾向，这样的恶性循环不断重复[12]。"

界线的特性四

　　界线的这个特性是全书最重要的概念：

不再用自己的界线来承担责任，就可以不再做受害者。当你设置界线时，让边缘障碍家人为其自身的反应负责，你就不再是加害者。当你不再当受害者和加害者，也是给了边缘障碍者机会，让他对自己的情绪和行为负责——换句话说，让他自己拯救自己。

掌握自己的决定不仅可以改变关系，甚至可以彻底地改变人生。也许周遭的环境是无法改变的，但人仍然有很多选择，选择如何回应他人，不管是情感上还是其他方面都是如此。

要让边缘障碍者为其自身的选择负责任，说起来简单做起来难，尤其是低功能边缘障碍者。其家人必须要分清边缘障碍者会做哪些事，不会做哪些事。

精神病医生约翰·G.冈德森说，设置界线的人，可以鼓励其边缘障碍家人为自己负起更多责任，并也设置其自己的界线。他和博科维茨说：

"边缘型人格障碍会给个人和家庭都带来经济与情感上的打击。当边缘障碍者的行为带来一些自然的后果时，不要去保护他们。要让他们从现实中学习。很多时候，一些挫折是很有必要的。

如果家庭成员将边缘障碍者从他们自己的行为中拯救，结果会很复杂。首先，边缘障碍者不好的行为没有任何代价，甚至还带来一些奖赏。其次，家庭成员可能会很愤怒，因为家庭成员为了保护边缘障碍者而付出了正直、金钱、信誉的代价。这样的话，尽管保护边缘障碍者的初衷是减少紧张情绪，但家里的紧张情绪反而越来越糟糕。

同时，这种愤怒在某种程度上还能给边缘障碍者带来满足感，因为这使其成了关注的焦点（即使是负面关注）。另外，边缘障碍者很有可能在家庭以外的场合也做出同样的行为，但真实世界中的代价远比家庭的保护环境中要大得多。这样一来，保护反而阻碍了边缘障碍者为真实世界做好准备[13]。"

为设置界线的谈话做计划

设置界线很有可能引起"分裂—羞愧—恐惧"。因此，事先计划很重要，以便在付诸实践时心中有数、保护自己。以下五点是计划的重要部分：

- 阐明自己的界线
- 考虑成本
- 后果
- 达成共识
- 考虑可能的结果

阐明自己的界线

想想自己会提出的界线。尽管最初会是一些小事情，但尽量寻求别人帮助，进行头脑风暴，把所有的可能性都提出来。（其他人可能很容易看到非边缘障碍者看不到的选项。）请阅读本书及其他类似书籍，找寻一些不同的想法。如果你身边的边缘障碍者是高功能边缘障碍者，以下这些问题可以帮助你开始：

- 哪些方面是我想避免的？
- 从长期和短期来看，什么是对我的生活最好的？
- 对需要我照料的人来说，什么是最好的？
- 这段关系里，我想要的是什么？
- 这段关系里，我需要的是什么？
- 什么能让我感到安全？
- 什么让我愤怒？

如果你身边的是低功能边缘型人格障碍者，你需要看看本章末尾的"界线与边缘障碍孩子"这部分所讨论的问题解决方法。

佩里·霍夫曼说："你设置界线的时候，应该更多是考虑你愿意接受什么，而不是对方会做什么。决定自己能够忍受的事情，然后列出计划。比如，一个母亲如果受到女儿的攻击，那么她可能会要求女儿接受治疗。或者说，如果这个女儿有意破坏了什么东西，母亲可能就会拒绝开车载她去朋友家[14]。"

一些父母说，他们总是倾向于为孩子做太多的事情。试错能够帮助你发现，你身边的低功能边缘障碍者自己能做什么、不能做什么。

一个父亲说："我和我妻子做了很多自我反省，反省我们是否应该强行去干扰她的事情。我们决定有些事情绝不强行干涉，比如学校、找工作、见医生。结果在这些方面，她开始表现出一些自信。我们认识到，插手她的事情的时候，如果出了什么岔子，那就都是我们的错。"

在做计划的时候，留一些协商的余地。弗里达·弗里德曼（Frieda Friedman）博士是一个治疗师，她研究的重点方向是边缘型人格障碍。她说："有时候，两个人必须要把不同的界线拿出来谈一谈。这意味着，双方都要不时做些小让步，要理解对方的立场[15]。"

考虑成本

忙于日常生活的我们有时会忽略那些渐渐蚕食我们的东西。面临不能解决的问题时，我们会将其忽略，希望问题自己消失。有时我们也会继续采用一些从未见效的方法，期待奇迹出现。

接着危机便会降临，情况会持续恶化，以至于老办法都行不通了。我们会悔恨地总结道："唉，我不该忽略这个事情的。这代价比我想的要大。要是我多留心一点就好了，或者我早点想到就好了。也许当时我就不该那么做。"

"小人之家"练习使你不得不去关注界线的问题，并做出一些决定。但在实际生活中，我们倾向于任其发展。直到最后关头，才不得不去关注问题本身。许多非边缘障碍者会拖延设置界线的过程，直到生死关头才开始行动。

本章之前提到的杰克，也是到生死关头才开始设置界线。他说："罗琳的辱骂让我在工作中都感到无力。这很打击我，因为工作上的事情一直是我唯一有自信的事情。当时我才终于意识到，我一直都没那么喜欢自己，我不是自己想要成为的人。"

这为我们引出了，与时间有关的界线的特性五。

界线的特性五

要长期保持自己的界线，需要坚定地相信，自己的界线是必要的、合适的。只有清楚没有这些界线会付出的成本，才能坚定这种信念。等得越久，成本越高。

杰克直到生死时刻才开始设置界线。但你可以避免像杰克一样！问自己，如果在生活的重点方面没有界线的话，会让你现在付出多大的成本？以后呢？仔细思考实际成本，比如金钱方面，比如涉及孩子的方面，或者是压力、时间、放弃的快乐、机会成本等等。

后果

"欢迎来到奥兹国"上的一个成员弗吉尼亚（Virginia）说："界线没什么用处。我意思是我能做什么呢？难道每次我丈夫越界，我就离开家吗？我试过，没用。我想，可能每次他越界，我就该到朋友那儿待一段时间。但那样的话，可能我和朋友住的时间还多一些了。"

如果越界没有后果，那所谓界线也就只是唬人而已。也就是说，当弗吉尼亚的丈夫不尊重她的界线的时候，她确实要离开家（或者给他一些其他后果）。界线是要有后果的。这算不上是一个价值判断，甚至不是一个关于边缘障碍者的陈述，这只是一种人类的本性。如果一个人做了什么会得到回报的话，他就会反复去做；如果一件事会造成不愉快的话，他就会主动避免。（下一章会更具体地谈到这一问题。）

之前我们学习了，健康的关系界线是在"取悦他人"的愿望和"独立"的愿望之间找到平衡。我们也学习到，非边缘障碍者的界线有时不是太"厚"，就是太"薄"。请调整自己的界线类型，或者改变接受底线，这或许会给关系带来更健康的平衡。

希拉（Sheila）能忍受许多事情，但不是所有事都能忍。她说："在我们结婚的十四年里，我的丈夫莱恩（Ryan）打破了我的许多界线。但有两件事是我绝对不能忍的，一是不忠，二是对我动粗甚至打我。这两样他都没做过。"

莱恩打破了很多界线但却唯独没有打破这两样，这是巧合吗？如果希拉有第三个、第四个、第五个他不能打破的界线呢？如果这些其他界线的后果不是那么极端，而是循序渐进的呢？

改变底线就是说，改变自己在忍受方面的原则。即使从没说过，但最了解你的人明白，你在什么时候会爆发，所以他们会在那之前收手。希拉的底线是"不忠或动粗"，所以莱恩也有意无意地避开了这两点。

另一个例子：伯特（Bert）和南（Nan）喜欢在晚饭前玩耍，他们的妈妈每天五点半的时候会招呼他们吃完饭。但他们俩可不笨，他们知道妈妈还会在五分钟后带点生气地喊一次，然后再过几分钟妈妈还会再叫一次，而且这次会威胁说再不吃饭晚上就不让看电视。这时候他们就会进屋子，等着看自己最爱的电视节目。

他们的妈妈玛丽（Mary）受够了这种没完没了。这让她很恼火。如果玛丽坐下来想的话，她可能会发现自己不会禁止孩子们看电视，因为他们会一直抱怨，让她更加心烦。但实际上，她可能没有发现，自己的真正底线是在五点四十五这个时间点。

改变底线需要一些自我反省和决策。这个过程中请确保自己的想法是实际的。你可能需要一个每日记录来提醒自己真正的改变动机是什么。记住自己要给出一些"后果"，这是为了你自己，也是为了家人的关系，而不是为了针对家人。最后请记住，这些界线是你的独特界线，你不必向任何人证明这些界线是正确的。

达成共识

家里的每一个人都得在同一个理解层面上——包括兄弟姐妹之间。"欢迎来到奥兹国"上一对有经验的父母说："有时孩子会博取心更软的那个人的同情来达到自己的目的，这时父母之间的分歧会非常大。不团结的夫妻甚至会有婚姻问题。而且这也会让'分裂'的情况更加严重。"

考虑可能的结果

在很多家庭，家庭成员设置界线的时候都会发现，边缘障碍者的行为还没好转就变得更糟糕了。这种倾向是想要让事情回归原样。可能一开始只是一些小的、温和的分歧，然后慢慢升级为威胁，甚至开始拉帮结派地施加压力。这是面对界线时的一种常见反应，每个人都是这样的。然而对边缘型人格障碍者来说，这种情况更为严重。

在《亲密的陌生人：我们如何与边缘型人格障碍者相处》一书中，作者解释道："当你坚决地把痛苦返还给边缘障碍者，让他们自己面对的时候，你实际上是撕毁了一份自己都不知道自己签署过的合约。边缘障碍者自然会感到很痛苦。你经受这种反作用的能力，决定了你的关系的未来走向。"

过去你可能并没有这种奢望，但现在你可以真正地开始计划了。第一步就是要摆脱杯弓蛇影的状态。解开那些威胁和恐惧，使用第7章提到的卡耐基问题解决方法，理智地分别对其进行思考。

考虑所有可能的结果，并分别做准备。请求朋友帮忙思考，给予你支持。以下迹象说明，你可能需要心理健康专业人士的帮助：

- 边缘障碍者的行为对你和他自己都不安全，比如脾气太大、自杀威胁。
- 关系已经多年不正常。
- 边缘障碍者处于权威的位置，比如父母。
- 在一些实际问题上，你依赖于你的家人，比如经济上的支持和居住的地方。
- 家人过去曾经有过威胁，尤其是很可怕的威胁。
- 边缘障碍者拉拢了别人向你施压。

讨论边界

本章我们已经学习了很多东西。现在是时候和自己的边缘障碍家人谈谈自己的决定了。很有可能你们会在接下来的几天、几周，甚至几个月里反复讨论。要记住这是一个过程，而不是一个瞬间发生的事件。先从一两个界线开始，不要一次性丢给边缘障碍者一大堆你想要的改变。

安全第一

肯（Ken）给妻子安德烈（Andrea）写了一封信，信的内容是他想设置的界线，安德烈直接在肯上班的时候给他打电话。肯是这么说的："她攻击了我二十分钟，她问问题简直像是在拷问我。我感觉自己像在受刑一样。"肯一直没有挂电话，想和妻子讲道理。很明显这不是什么好主意。

安全永远是最重要的。请记住，如果说情绪激烈级别的最高级是十级，那么当边缘障碍者的情绪达到六级的时候，他可能就无法让自己冷静下来了。这时你可以说："我们先歇歇吧"或者"我现在这个样子没法好好谈事情"。冈德森和博科维茨对低功能边缘障碍者很有经验，他们说：

"随意发脾气、威胁、打人、吐口水，这些虐待行为都不要去忍受。设置界线的方法有很多。直接离开，不要给虐待行为正向回应，是一个很温和的方式。直接打电话叫救护车的话，就比较激进了。很多边缘障碍者的家人害怕采取后者，他们不想让救护车出现在家门口，或者说不想更进一步地激怒边缘障碍者。

感到难以忍受的时候，一定要去思考反面的问题。当有人有暴力倾向或者失控的时候，安全问题是绝对应该考虑的。大多数人都认为，安全比隐私更重要。而且，如果在失控行为出现的时候没有进行医疗干预，只会导致情况恶化。某种意义上来说，这种失控行为本身就是一种呼救。如果一个呼救声被忽略了，下一个呼救声只会喊得更响[16]。"

使用 DEAR 技巧

玛莎·M. 林内翰研究出的 DEAR 技巧，帮助边缘障碍者与关心他们的人沟通。DEAR 是 Describe（描述）、Express（表达）、Assert（坚持）、Reinforce（巩固）四个词的首字母缩写。

在遵循这些步骤的时候，使用同理认可以及上一章学到的其他沟通技巧。记住所有之前学习的东西，这很重要：边缘型人格障碍的生理原因、边缘障碍者感受到的耻辱与恐惧等等。此时建议重读第 3 章的同理心练习。

如果你过去不是很坚定，现在最好勇于承认这一点，并告诉边缘障碍者："虽然我们以前已经谈过了，但我觉得我还是没有说清楚。这对我们都不公平。"要清楚地认识到，家庭中的每个人都有权决定自己的界线和需求。

不带感情色彩地、如实地描述你眼中的情况："我上班的时候，你一天都要给我打十多个电话。这让我很分心。办公室里不是只有我一个人，别人也能听见我打电话。我们上班最好是不要打电话的。"

清楚地表达自己的感受，或者对目前情况的看法："我觉得很沮丧，因为之前我已经告诉过你不能再这样下去了。我上班的时候得专心工作。"

坚持自己的界线，言简意赅地说清楚。最初的界线应该要从小事开始，而且是可以实现的、现实的。"我一天最多接两三个电话。如果没有什么急事，我接电话的次数不能超过这个。"反复重复这样的界线，直到对方真的理解，而且要一直不断重复。

在合适的时候，巩固界线带来的好处。如果你已经创造出了合作的环境，那这会容易得多。"我回家再谈吧。这样我也不会这么焦躁，因为我能够好好工作。而你到时候也不会那么焦躁，因为你不用一直听我说：'我现在没法打电话'。"

不要请求允许或者过多解释

没有说出口的话，和说出口的话一样重要。如果之前的谈话让你很烦恼，让你摸不着头脑，也许你犯了一个错误。也许你不该在设置界线的时候请求允许，而应该直接说出自己的期待。这是目前人们犯得最多的一个错误。需要付出很多努力，需要改变自己的态度，才能遏制住过多解释的冲动。

要避免那些关于界线的争论，不要执着于让对方同意你。不要过多解释、不要辩护。少说"因为"这个词，容易让对方提一些针对性的问题，并抓住解释中的漏洞。不要被对方带跑题。如果愿意的话，可以换个时间讨论关系本身，而非界线问题。

有问题的时候不必马上回答。不要匆匆忙忙地应对。你可以说"我也不知道"，或者"我需要时间想想"。不要把对方的侮辱当成是他内心深处的感受。如果对方真的把你想得那么糟糕，那他就不会这么需要你。

坚定态度的同时保持温和的姿态

把上一章学到的关于同理心与认同的部分都利用起来。弗里达·弗里德曼（Frieda Friedman）博士是《如何应对边缘障碍父母》（*Surviving a Borderline Parent*）一书的共同作者，她说："当两人的交流仅限于设置界线，而没有去认可对方的愿望和需求，那么双方都会觉得自己没有被理解和认可。这时候边缘障碍者看起来很愤怒、想要操纵别人，但实际上他们觉得自己没有被理解，没有被认可 [17]。"

记住，音调、表情、肢体语言，比说出口的内容，更能传递人的态度。有时要传递出温和的一面，但在该坚决的时候也要坚决。肢体语言是绝佳的沟通工具，可以每时每刻做出调整。

要做的：

- 要有眼神交流；要真诚，但也要坚定、不卑不亢。
- 如果是站着的，一定要站直，双脚站稳。腿分得开、动作更大，更能显示出坚决的态度。
- 说话时采用平和的语调。尽量音调低一些，不要太高。
- 语速中等，不要太快。
- 不要提高声调，而且可以有意压低一些，显示自己无意对抗，而且对方为了听清你的话，也会压低声音。声音要温和、冷静。
- 谈话者的距离可以近一些，但不要太近，太近可能会给人威胁的感受。

不要做的：

- 用手指人或者戳人
- 提高音量

- 怒目而视或者眯起眼睛
- 鼻哼
- 咬紧牙关
- 双唇紧闭
- 向下看
- 抖动下巴
- 紧握拳头，握得指节发白
- 用手用力抹头发
- 双手交叉
- 手放在腰上
- 跺脚
- 坐在椅子的边缘上
- 踢地面
- 靠得太近
- 咬手指
- 抠手指上的死皮
- 叹气
- 声音变尖
- 纽绞双手[18]

让边缘障碍者感到有人倾听自己

反复巩固强调已经设置的界线时，也要承认对方的需求和愿望，承认对方的感受很重要。使用类似下面的话：

- "我不是要证明我们谁对谁错，而是希望我们的关系可以更好。我需要……"
- "我想过很多。我现在更了解自己，也更了解我能做什么、不能做什么，以及我需要什么。我需要的就是……"

- "你觉得这代表我很自私，我理解。但我还是需要……"
- "我不是要控制你。我想开诚布公地谈一谈我的感受。我需要……"
- "我不知道怎么回答这个问题，但我知道不能再这么下去了。我需要……"
- "我们看问题的方式确实不一样。我也不希望这样子，因为现在这样我也不轻松。我需要……"

反复练习

尽可能地练习对话。把空椅子想象成你身边的边缘障碍者，把你想说的说一遍。如果有朋友配合就更好，让对方扮演边缘障碍者的角色。如果你不是一个特别果断坚决的人，先从一些不是很要紧的事情开始练习对话，比如在饭店里告诉服务生，菜上错了。

积极的自我对话

长期保持积极的自我对话，是抵御边缘障碍者攻击性的一个有效方法。自我对话就是在自己脑袋里随时随地地和自己交谈。努力形成下面这些积极、肯定的想法：

- 设置界线现在看起来有点陌生，但这没关系。在习惯之前，所有事情都是陌生的。
- 我很害怕，但我到底怕的是什么的？等等，我明明已经想好了的。我现在已经安全了。会好起来的。
- 我努力适应，就是因为我很爱我的家人。他现在无法了解，这没关系。为了我们，我会坚持下去的。
- 我现在必须先坚持自己的界线，才能最终真正满足他的需求。

为孩子设置界线

莎拉（Sara）和乔（Joe）有两个孩子，乔是边缘障碍者。莎拉为自己设置界线，也为孩子们设置界线。她说：

"以前，孩子们十多岁的时候，哪怕是把帽子掉地上，或者一些其他莫名其妙的原因，我的丈夫都会对他们大发雷霆（要是孩子们吃饭拿刀叉的方法错了，场面更难看）。最初，我也会回敬他，但情况只会恶化，导致更多问题。现在我要么就离开，要么就不管他。

现在当他对孩子发脾气，我会冷静地让他们回房间待上五分钟或者十分钟。我已经单独和孩子们谈过，告诉他们，他们的爸爸比我们需要更多时间才能冷静下来，处理好自己的情绪。就是那段时间，他可以更好地控制自己的情绪了。

我还告诉孩子们，在乔怒吼的时候，不要去理会他。他们也确实是这么做的，但只有我在场的时候，他们才不会有危险。我不回家的话，家里就只有乔和孩子们，一般我会安排他们去其他地方住，或者和我一起待在学校。"

界线与边缘障碍孩子

父母会为孩子设置一些界线，帮助他们在真实世界中成长。然而，给其他孩子设置的界线，对边缘障碍孩子来说可能效果欠佳。

NUTS 的莎朗认为：

- 一些边缘障碍未成年人还不能理解，自己的行为是有后果的。比如一个孩子可能会莽撞之下撞车，全然没有意识到，没有车寸步难行。（当然，没有边缘障碍的孩子也会如此，但对边缘障碍孩子来说，这更加明显。）
- 他们无法看清后果，可能是因为后果比行为滞后太多。
- 后果的影响与父母所期望的不同。
- 出于冲动，孩子会忽略后果，任意而为 [19]。

尽管有时，界线的效果与你的预期不同，但界线仍然很重要，越界也必须要有后果。除了设置界线以外，也要采取问题解决方法，冈德森和博科维茨说：

195

"边缘障碍者有很多明显的长处，比如智商、有追求、样貌好或者艺术才能。如果在进步中感受到快乐，他们可能会在做好准备之前，就冲向远大的目标。如果遭遇挫折，那可能会带来反方向的能量。帮助孩子设立小一些的、现实一些的目标，让成功的机会大一些。一步步实现目标，一次一个阶梯。在伸出援手之前，询问孩子是否需要帮助，不要直接干涉。"

家庭成员间解决问题的最好方法是打开天窗说亮话。当观点受到尊重，并被邀请参与到某个过程中，人的积极主动性才能激发出来。不要忽略自己提出的事情的难度，要询问对方是否有能力实现。

在应对边缘障碍家人的行为时，其他家庭成员之间可能会有很大的意见分歧。父母关系失和会引起更大的问题，而且边缘障碍者的兄弟姐妹也有他们自己的看法。在某项问题上有不同看法的时候，要面对面地说出来，倾听对方的角度，得出一个大家都能接受的方案[20]。

散发自己的光芒

玛丽安·威廉森（Marianne Williamson）在其著作《爱的回归》（*A Return to Love : Reflections on the Principles of A Course in Miracles*）中说："我们最大的恐惧不是无能，我们害怕的是自己的能力太大。"许多人都听过这句话，但其实后面还有一句："只要我们开始散发自己的光芒，我们也是在不知不觉间允许他人闪耀。"

这也正是本章想要帮助到你的地方。界线是保持关系平衡过程中的强大武器。你唯一能控制的人就是自己，现在你已经为自己承担起了责任。现在也就轮到你的家人为他／她自己做决定、负责任。

在下一章，我们将学习，如何回应边缘障碍者的选择。

11　方法五：学会如何保持界线

我们在"欢迎来到奥兹国"上的小组成员都发现，边缘障碍者在看到明确的界线以后，会逐渐试探，如果什么都没有发生，他们就会反复越过界线，直到界线消失。

——"欢迎来到奥兹国"成员

现在你已经设置了自己的界线，并告诉了你的家人，下一步就是要学会如何保持界线。"欢迎来到奥兹国"上的成员需要培养这方面的技巧。以下是一些有代表性的声音：

- "在我设下界线的时候，我感到很有决心。但当他渐渐瓦解我的界线，我就开始退却。每次我以为自己已经忍无可忍的时候，我却还能继续忍受。"
- "每次我设置的界线，他都能想办法避开——尽管这些界线的初衷是帮助他。"
- "每次我设置了界线，他会好好表现一段时间——甚至可能是很长一段时间。但最后还是会打回原形。设置界线、打破界线，这个循环从未停止过。"

你的边缘障碍家人会反复测试你的界线，试探你自己的态度是否坚决。我们从小就知道，哪怕爸爸想在吊床上睡一天，我们只要反复哀求、拒绝让步，他最终还是会带我们去游乐园的。这是人类的本性。

当你的边缘障碍家人开始测试你的界线，你之前学到的沟通技巧都不如你的行动重要。这个阶段最要紧的不是怎么说，而是怎么做。要让界线起到作用，就需要加强你认可的行为——尊重、遵守界线。当对方越过了你的界线，不要在无意间加强这个倾向。大多数非边缘障碍者都会在无意间纵容越界，这也相当于在自己设置的界线上让步。

强化

强化需要和其他行动协同发力，强化行为是为了增加或减少某人重复做某件事的概率。

正强化和负强化

增加某事发生概率的行为被称为正强化。而减少这种概率的行为称为负强化。下面是一些例子：

一个一岁的孩子哭了。

正强化：将其抱起，给她一个奶瓶，或者给她换尿布。这些行为都使得孩子下次孤独、饥饿、尿裤子的时候，很有可能再次哭起来。

负强化：忽略。曾有一个电视节目讲过，一个国外的孤儿院里的孩子缺乏成年人的照看，有刚学步的小孩头撞到了也不会哭，因为她知道哭了也不会有人来帮忙。

简很不开心，给朋友艾米打电话。

正强化：艾米仔细倾听，逗简笑，还说第二天给她买一杯咖啡。这样下次简可能还会给艾米打电话。

负强化：艾米告诉简，简的问题和自己的比起来也没那么糟，然后把自己的烦恼告诉简。这样下次简打电话给艾米的概率就降低了。

强化与界线

无论怎样，当家人不遵守你的界线的时候，不要给予正强化。在下面这个例子里，一位母亲无意识间正向强化了女儿给自己打电话的行为。

‖ 塔西（Tacy）与贝特西（Betsy）

塔西跟自己已经成年的女儿贝特西说过，她上班的时候，一天给她打电话不要超过三次，除非有急事。贝特西现在还住在家里，本应在找工作。塔西设置了界线的一天之后发生了下列的事情，塔西在上班，贝特西在家里、身体不太舒服。

8 点到中午 12 点	贝特西因为各种原因给塔西打了两次电话。
中午 1 点	贝特西打了第三个电话。贝特西提醒了她新定的电话次数的规矩。
下午 3 点	贝特西又打了一次电话。塔西略带愤怒地提醒她，次数已经超过了。贝特西说这次是急事，她需要知道塔西什么时候回家（其实塔西已经告诉她什么时候回家了）。然后两人的谈话激烈起来，贝特西把电话给挂掉了。
下午 3 点零 5 分	贝特西打电话要求塔西因为说话方式的问题道歉。塔西道歉了，以为自己终于可以清净了。
下午 4 点	贝特西又打电话给塔西，因为她想看一个录好的节目，但她用不来录像机。之前的不愉快让她想找点事情做，但她又用不来录像机，所以很沮丧。塔西叹了口气之后，告诉了她录像机是怎么用的，决定之后要再谈一谈界线的问题。
当天晚上	贝特西责怪塔西，因为她一个人待在家里，塔西却根本不关心。塔西不断解释，并且心里告诉自己，设置界线根本没用。

找出正强化与负强化

现在我们把具体的事情剔除掉,来看一看这一天的行为。

8 点到中午 12 点	贝特西给塔西打了两次电话。
中午 1 点	贝特西又打了一次电话,塔西接了电话。贝特西用完了自己的次数。
下午 3 点	贝特西又打了一次电话,塔西和她进行了交谈。
下午 3 点零 5 分	贝特西又打了一次电话,塔西和她进行了交谈。
下午 4 点	贝特西又打了一次电话,塔西和她进行了交谈。
当天晚上	塔西觉得,界线根本没用。

这样来看这一天,区别很大。塔西的界线不起作用,不是因为贝特西不遵守,而是因为塔西自己没有遵守。要记住,行为比言语更重要。下面是我们对这一天的慢动作回放。

下午 3 点的那通电话是一个测试,塔西上钩了,和贝特西进行了交谈,破坏了自己的界线。她在"卡普曼三角"中,从"加害者"变为"拯救者"。你可能以为,只要在和贝特西说话的时候态度差一点,就是负强化。但恰恰相反,只要接起来说话,就已经是正强化了。

贝特西独自在家,感到孤独,她得不到关注和爱。她给塔西打电话时,便获得了这种关注。即使谈话不太愉快,但仍然正强化了这种行为,使得贝特西还会给塔西打电话。

一定要记住,哪怕在争辩,也是强化的过程。塔西只注意贝特西说的话,却忽略了贝特西打电话这个行为本身。作家艾米·萨瑟兰(Amy Sutherland)说:"两口子吵架的时候,吵的内容抢了风头,但实际上吵架本身才是应该注意的[1]。"作家凯伦·普莱尔(Karen Pryor)同意这个说法:"吵架时所说的每一句话都有可能是正确的,但却忽略了吵架这个问题[2]。"

那么贝特西打电话的时候,塔西应该做什么呢?这个问题,塔西在计划设置

200

界线的时候就应该想清楚。如果塔西没有语音邮箱或者秘书，她也可以在电话里平和地告诉贝特西："我晚上回家再说。"然后每次塔西打电话都轻轻挂断，直到这个行为被纠正。

设置某些界线的时候需要注意细节定义，比如怎么样才能算"急事"。

‖ 莎拉和乔

上一章我们说到了莎拉和她的边缘障碍丈夫乔的故事，他们有两个儿子。莎拉说：

> "每当乔觉得自己被'忽略'了，他就会反复说：'我受够了，我们之间结束了，我不想这样生活！'他会以离婚相威胁，乱发脾气，然后闷闷不乐。
>
> 当他不再生闷气，开始表现'正常'、控制自己的时候，我和孩子们就会回到房间，好好和他说话，给他倒一杯水。作为母亲，我必须减少孩子的困惑，要抚慰他们受到的伤害。但现在情况已经好多了。就算我们的关系在某个时候结束，我也不会活不下去，我已经想通了。可我不会再忍受心理上的虐待了。"

间歇强化

如果塔西一开始能够轻轻挂断电话（或者转到语音信箱），她的界线能得到保护吗？这还不够，塔西要一直站在自己的立场上争取。只要塔西坚持自己的界线，一天不接超过三次电话，贝特西就会了解这个界线。当问题行为停止的时候，就已经被"消灭"了。

然而，假如某一天塔西又多接了一个电话，在塔西说话之前，贝特西就开始说："商场的鞋子现在半价呢！"然后塔西回应说："谢谢，回家的时候，我会去看看的。"那这个时候，塔西就正强化了贝特西打电话的行为，破坏了界线的连贯性。这就叫作"间歇强化"，这就让贝特西又可以肆无忌惮地打电话，哪怕仅仅是鸡蛋打折这种事情。

间歇强化会让某些行为几乎无法消灭。或者也可以反过来说，间歇强化尽管只是偶尔给出正向回应，仍然是激励了某些行为。这就像是玩老虎机：偶尔会有收获，但却难以预测合适收获。下面是一些其他例子：

- 你的电视坏了，如果你敲打电视时敲对了地方，电视机又可以看了，那么每次电视机出问题，你都会这么敲，直到有一天不得不承认自己得买一台新的。
- 你和你的女朋友经常吵架，但你们时不时会有一段甜蜜期，而这些甜蜜期使你一直坚持下去。

一旦你设置了界线，每当其他人试图越界，你自己遵守这个界线就很重要。旧的习惯很难打破。刚开始的时候，保护自己的界线会耗费很多精力，所以说要从小事情开始。接下来面临的可能是边缘障碍者长达一两年的考验。

削弱突现

上一章里杰克说，在事情好转之前，还会有一个恶化的阶段，必须要接受这个事实。这也就是说，"考验"界线的阶段会很长、很艰难，边缘障碍者会努力阻止变化。这个现象被称为"削弱突现"。不断提醒自己，持续与问题行为做斗争，只会耗费更多的精力。

行为得不到正向回馈时，就会发生削弱突现。此时边缘障碍者会加大行为的级别。如果还是无果，边缘障碍者就会将其提到一个新的高度。杰克告诉罗琳，她骂人的时候，自己就会离开，换个时间再谈，这时的杰克就遇到了削弱突现。杰克说，最初这让她更生气了，事情反而恶化了。

一个常常提到的比喻就是电梯按钮。假设每个工作日，你都要坐电梯到四楼的办公室。假设你每次坐的都是同一个电梯。你每次进去都会按下自己的楼层，然后电梯门就会关上，带你到四楼。

有一天你进了电梯按下按钮，电梯却一动不动。愤怒的你这时反复按按钮，仍然没有动静。你又重重地按了几次，最后才终于发现电梯坏了，决定走楼梯。使劲按按钮，就相当于削弱突现。

应对的关键是要预料到事态升级，并且不要去过多干预。你只要严格地进行强化，所有行为都会渐渐缓和——最初会很慢，但速度会逐渐加快。不过这个阶段也要格外小心。如果你的界线时不时被打破，那么这个过程就只能是间歇强化。

上一章提到的每日记录，这时会派上用场。可以通过阅读记录来提醒自己，过去没有界线的时候，你付出了什么样的代价，以及在今后如果没有界线，你会付出什么样的代价。谨记，最初的几周或者几个月是最艰难的时间段。

莎朗和阿曼达

莎朗是阿曼达的妈妈，阿曼达是一位边缘障碍者。莎朗说："边缘障碍者习惯于一成不变的模式。当新的界线出现，边缘障碍者会采取一些激烈的、不合适的行为来满足自己的需要，因为他们以前就是这样得逞的，只要继续这样做，也许就能阻止变化。"莎朗设置界线的时候就面临过这样的情况，她解释说：

"最初阿曼达说一些伤人的话的时候，我要不就是回敬她，要不就什么也不说。后来我了解到，最好的回应是说：'我觉得这样的谈话让人不舒服，让我很痛苦，我要回房间去了。等你能够尊重我的时候，我们再谈吧。'然后离开。

阿曼达会继续冲我吼叫，有时隔着门都还在吼。如果无法得到我的回应，她就会开始朝门上扔东西，威胁说要伤害自己。

有好几次，我都回了房间，阿曼达也都爆发了，但她发火的时间越来越短，激烈程度越来越小。最终她也学会了回到自己的房间（有时是在我的建议之下），冷静下来，然后出来和我说话。或者她会在自己爆发之前，预料到会发生什么，也不再冲我发火。

用了很多年，花了很多努力，阿曼达已经渐渐了解自己，她会事先告诉我她的情绪。她现在会说类似这样的话："妈妈我现在不是很开心，我在努力控制自己的行为，如果一会儿我会说什么不好的话，我想事先跟你道歉[3]。'"

行为交流

几年前,《纽约时报》的艾米·萨瑟兰为了一本关于驯兽师的书,查阅了很多行为技巧。她读了很多驯兽师的技巧,这些技巧都是基于正强化的。驯兽师们教狒狒滑滑板,教鬣狗用脚尖旋转。艾米·萨瑟兰在了解了这些技巧后,决心将其运用到对付丈夫的小毛病上,比如健忘、总在厨房里围着她转这些小毛病。

她在《纽约时报》的一篇文章中提到过这个技巧,文章的反响很好,她在2008 年将其拓展为一本书《虎鲸教会我爱情、生活、婚姻》(*What Shamu Taught Me about Love, Life, and Marriage*)[4]。在书中,她讲述了,对行为的理解是如何改变了她对人与人相处的看法,以及对人们相互影响对方行为的看法。

她说:"我的看法更乐观一些。我不是特别爱批判的人。我很有耐心和自制……我眼中的世界是如此丰富多彩,这也让我获得了平静[5]。"

在 1984 年,凯伦·普莱尔写了一本书《别毙了那只狗!》(*Don't Shoot the Dog : The New Art of Teaching and Training*)。这本书的内容与"塑造",或者说强化有关,就是某种行为可以使另一种行为更频繁地发生[6]。此书中的原则在一个叫作 TAGteach 的项目中应用很广,吸引了许多了领域的专业人士的目光,这些领域包括运动、特殊教育、自闭症、体育教育、身体康复、普通教育、企业管理[7]。

强化或者其他行为科学的方法,乍看起来也许有"不道德""操纵"的嫌疑。然而在互动的过程中,更像是我们在"训练"别人。萨瑟兰说,这种训练就是一种交流,是比谈话更直接的一种交流形式。

下面是这两本书中,"行为创造和谐关系"这一内容的一些精彩部分。

纠正不理想的行为

边缘障碍者与非边缘障碍者之间的交流通常都有一个固定模式。也就是说,两者之间的沟通方式已经持续了很长时间,已经到了本能反应的地步。请花一些时间来慢慢改掉这些沟通习惯。

非强化场景

动物做错事情的时候，驯兽师会采取非强化场景（Least Reinforcing Scenario，简称 LRS）。比如驯兽师在教一只海豚动胸鳍，但海豚一直吐水，驯兽师就会站着不动，脸上没有表情，因为任何回应都会激起一种行为反应。萨瑟兰说，不要把这种回应当作冷淡，只是一种完全的"扑克脸"，就是不做任何表情和回应。

当你听到令人不快的话语时，如果对方的目的仅仅是吸引你的注意，而非交流，你也可以采取这种策略。但对于虐待行为及其他不安全行为，请不要置之不理。

非强化场景的重点并非是无视不讨喜的行为，而是不去理会，因为这些行为可能过于让人费心。在调整的间隙，打起精神，深吸一口气。问问自己，是对方的生活中发生了什么，才让他／她说出这种话。

萨瑟兰举了下面几个例子：

· 萨瑟兰因为贴错邮票，遭到邮局的工作人员斥责，然后她不动声色地把邮票重新贴过，工作人员便也没再喋喋不休，临走时还祝她一天愉快。
· 尽管萨瑟兰清楚地表示过自己不会针灸，但她的朋友还是一再想让她尝试。她这时采用了 LRS，而没有与他们争辩。萨瑟兰说："他们对我的劝说不是消失了，而是失去了热情。而且在我不作回应的空隙之后，我又有机会开始说其他事情[8]。"

人都有回应别人的本能，所以说在这些时候需要由其克制。

不兼容行为

不兼容行为技巧假设，当你不喜欢他人的某个行为时，引导对方转变方向，比阻止对方更简单。柔和地引导边缘障碍者做其他事情，这件事情与当前你不想看到的行为无法兼容。换句话说，就是两件事不能同时做。"去外面玩"可能是所有不兼容行为里最常见、最早的一种。

萨瑟兰做饭的时候，丈夫总在厨房里围着她转，所以她就在厨房里清出一块地方，让他切菜、磨干酪。其他例子有：

- 你发现有其他人在场时，你的边缘障碍母亲不会说侮辱你的话，所以在拜访她的时候，带上你的朋友。
- 你身边的边缘障碍者在周日孤独一人很难熬，因为你要去教堂演奏风琴。所以你带他一起去教堂，或者让他那天上午去朋友家里。

瑞塔（Rita）的妈妈有自恋型人格障碍和边缘型人格障碍。瑞塔在九岁的时候就开始采用不兼容行为技巧。

我那时候发现妈妈不可能一边笑一边发火，所以她生气的时候，不管有多严重，我都会夸她，而且夸的是一些她很看重的东西。哪怕是火山爆发，她都能马上停下来，然后她会谈起她自己。

有一次她在花园里冲我发火，我就告诉她说，咱家的花园就像是上天亲手布置的一样，花儿在不同的季节绽放，颜色是那么相称。我还说她该拍点照片，然后让她多聊聊花园，还问她我要怎么做才能也有一个这样的花园[9]。

鼓励非问题行为

这个技巧相当于强化所有你不反感的行为。普莱尔对她母亲使用过这个技巧，她妈妈给她打电话抱怨、指责她，让她很不愉快时，她就会采用非强化场景。

当普莱尔的妈妈问起她的孩子或者其他事情，她就会热情地聊下去。她说："我们闹了二十年的冲突了，短短两个月发生了很多变化。过去总是泪水多过欢笑，但现在我们每个星期打电话的时候，情况反过来了[10]。"

边缘型人格障碍最让人迷惑的地方在于，许多边缘障碍者有些时候非常正常。但从行为的角度来看，这也让我们有机会来强化其他行为。想想自己为什么爱自己的家人，为什么珍惜你们之间的关系。

任何时候使用这个技巧都不会有错，但研究表明，正确的时机会让强化更加有效。对于那些主动选择的关系（如恋人、朋友），要牢记彼此相互选择的原因。成功的关键是要在行为发生的当下进行强化。你可以说下面这些话：

- "我最喜欢你……的时候了。"
- "现在和你在一起真开心……"
- "我们……的时候，我感到我们很亲近。"
- "谢谢你……"
- "这件事上，你很尽力了。"

你也可以通过非语言方式进行强化，比如抚摸、靠近等。萨瑟兰也有一个技巧，她自己称为"头奖"（Jackpot），其实就是大量的正强化。她在气氛很好的时候，或者某一方特别需要的时候会用到这一技巧。有一次她的丈夫需要完成一项非常不痛快的任务，她就提前给了他一份圣诞礼物。

赞扬

任何时候都要为家人积聚力量，而不要去过多关注负面的东西。当事情进展顺利时，给予家人适当的关注，不要只在出问题的时候交流。如果某个时刻不能马上给出赞扬，要记得在事后补上。一起去城市以外的地方玩，享受宁静。一起散散步，或者做些其他锻炼。

对于积极健康的应对机制，也可以给予正向回应。比如："那天你不开心的时候没有往墙上乱扔东西，而是出去散步。"或者"你能告诉我你生气的原因，这样很好，因为你讲了之后，我才知道是怎么回事。"当对方表现出对积极事物的兴趣，立马表现出支持，助其积聚能量。

医学博士约翰·G. 冈德森和辛西娅·博科维茨警告父母，不要过分抱怨自己的孩子：

"很多时候，孩子刚开始好转，父母还在说孩子在危机中。人在取得进展时，会害怕爱的人以为什么事都没有，然后离开。'你已经很努力了，我很高兴你能这么做。但我担心你会不会压力太大。'这样的说法更带有同理心，风险也更小。

言语中一定不要透露这样的含义：你对对方的爱取决于对方的行为（除非事

实如此）。这样的说法更好：'我知道你现在做得很好，我为你感到骄傲。但就算你变回老样子，我也会爱你。我无条件地支持你[11]。'"

其他方法

行为科学里不止正强化和负强化，下面是一些其他技巧：

察言观色

萨瑟兰写道，驯兽师在进美洲狮或者其他动物的笼子之前，会观察它的心情。如果驯兽师看出它的情绪欠佳，也许就会先和其他动物训练。美洲狮心情低落的标志是低头、微蹲。

人类在不想被打扰的时候也会有一些迹象。某些事情、一天中或一周中的某个时间段，都可能会让人不愉快。拌嘴的时候很容易忘记对方的情况是如何的。

一些肢体动作可能会提供线索，发现得越早越好。如果看到对方出现以下情绪沮丧的迹象，就能够早一些转移对方的注意力。

- 僵硬的面部表情
- 绞手
- 坐立不安
- 双手交叉
- 躯体及面部僵硬
- 握拳、咬紧牙关
- 嘴唇颤抖
- 无精打采
- 眉头紧皱

给自己正强化

事情做得好的时候，多多注意、赞扬自己，可以给自己正强化。没有达到预期的时候不要过于苛责自己。普莱尔说了一个律师的故事。这个律师爱打壁球，他决定在打出好球的时候表扬自己，而不是打得差的时候批评自己。

这个律师告诉她："最初感觉有点傻……但现在，我在俱乐部的级别提高了不少。以前完全打不过的人，我现在也可以战胜了，而且觉得打壁球比以前更有意思了[12]。"

观察你自己生活中的线索，了解自己的感受。生活中的压力总是越积越多，一方面的压力可能会增大其他方面的压力。如果你容易产生生理／情绪问题，一定要了解问题的原因。状态不好的时候，要尽力避免和家人之间的冲突。

更多技巧请查询"书目及其他信息"。

赞扬的小建议

赞扬是非强化场景的反面。正向回应可以分成小步骤。不必事事完美。下面是几点小建议：

- 真诚。过度的赞誉会被一眼看穿，或者使受赞扬者有不实际的期待——即不用努力也能得到赞扬。
- 即时。给予赞扬应尽可能在行为发生的当下。
- 积极。积极的赞扬会提升行为再次发生的概率。
- 具体。具体是哪一点做对了？哪一点起到了帮助？说出自己观察到的东西，不要只做评判。比如，"你在发火之前，先在心里从一数到了十，克制了自己的怒火，避免了争吵"就要好过"你能在心里从一数到十，这很好"。前者能够帮助对方建立自尊，而后者听起来只是你的主观看法。

结　语

一个人要拯救自己，就要迈出一步。再迈一步。每次都是迈那么一步，但必须要迈出去。

——安托万·德·圣艾克修佩利（Antoine de Saint-Exupéry）[1]

有一个常听到的故事是这样的。一个虔诚的男人被洪水困住了，他爬到自己屋子的房顶上，看着人们坐到船上离开镇子。

水越升越高，不断有救援人员从他旁边过，他们都让他到船上去，带他到安全的地方。他说："不，上帝自会照料我的，这是在考验我的信仰。"

总共有三艘船经过，他都拒绝了。

最终，水涨到他的脖子的高度了，他大喊："我的主啊，你在哪儿呢？你怎么还不来救我？"

出人意料的是，云朵分开了，阳光照耀下来，找到他的脸上。上帝浑厚的声音回答他道："你说什么呢？我都派了三艘船来救你了。"

只要仔细发现，其实你的身边处处都是希望与奇迹。你的生活可能与你最初的设想有一些出入，但比这位房顶的朋友好的是，你起码知道，希望和决定都在

---

[1] 安托万·德·圣艾克修佩利，法国作家，法国最早的一代飞行员之一。1940 年流亡美国，侨居纽约，埋头文学创作。1943 年参加盟军在北非的抗战，1944 年在执行第八次飞行侦察任务时失踪。其作品主要描述飞行员生活，代表作有小说《夜航》，散文集《人类的大地》《空军飞行员》，童话《小王子》等。

自己的手上。我们无法改变自己爱的人，却可以改变自己。你有能力改变，只需要做到以下三点：

1. 一个长长的深呼吸。
2. "信仰之跃"。"信仰之跃"就是走到自己盲区的边缘，然后继续向前。对边缘障碍者来说，信仰之跃就是要相信他人的爱，尽管爱是不完美的，仍要选择相信。对关心边缘障碍者的人来说，信仰之跃就是不把边缘障碍行为个人化，尽管这些行为比较伤人。
3. 现在去找你的船吧。

参考文献

1 对边缘型人格者的迷思

1. K. Winkler and R. Kreger, *Hope for Parents: Helping Your Borderline Son or Daughter Without Sacrificing Your Family or Yourself* (Milwaukee, WI: Eggshells Press, 2000), 8.

2. R. Kreger and K. A. Williams-Justesen, *Love and Loathing: Protecting Your Mental Health and Legal Rights When Your Partner Has Borderline Personality Disorder* (Milwaukee, WI: Eggshells Press, 2000), 9–11.

3. Perry Hoffman, phone interview with the author, March 2007.

4. National Education Alliance for Borderline Personality Disorder, "Borderline Personality Disorder: Awareness Brings Hope," available at www.borderlinepersonality disorder.com/awareness/awareness-files/BPD-FACT-0508.pdf.

5. *Diagnostic and Statistical Manual of Mental Disorders (DSM-IV)*, 4th ed. (Washington, DC: American Psychiatric Association, 1994).

6. P. D. James and S. Cowman, "Psychiatric Nurses' Knowledge, Experience and Attitudes Towards Clients with Borderline Personality Disorder," *Journal of Psychiatric and Mental Health Nursing* 14, no. 7 (October 2007): 670–78.

2 边缘型人格障碍的特征

1. *Diagnostic and Statistical Manual of Mental Disorders (DSM-IV)*, 4th ed. (Washington, DC: American Psychiatric Association, 1994).

2. S. Anderson, *The Journey from Abandonment to Healing* (New York: Berkley Publishing Group, 2000), 1.

3. A. J. Mahari, "Relationships: The Borderline Dance— 'I Hate You, Don't Leave Me,' " available at www.borderlinepersonality.ca/borderrelationshipshatedontl eave dance.htm.

4. Robert O. Friedel, interview with the author, August 2007.

5. B. A. Aguirre, *Borderline Personality Disorder in Adolescents: A Complete Guide to Understanding and Coping When Your Adolescent Has BPD* (Beverly, MA: Fair Winds Press, 2007), 53.

6. Kathleen, interview, *The Infinite Mind with Dr. Fred Goodwin*, WNYC AM 820, November 21, 1999.

7. A. Miller, The Enabler: *When Helping Hurts the Ones You Love,* (Tucson, AZ: Wheatmark, 2008), 56.

8. Chris, www.mytriptoozandback.com.

9. A. J. Mahari, "Borderline Resistance to Help and 'Truth,' " available at www.borderlinepersonality.ca/borderresisthelp.htm.

10. B. Strain and B. Ann, "The Influence of Gender Bias on the Diagnosis of Borderline Personality Disorder," *Dissertation Abstracts International* (2003): 2, 941.

11. A. Brandt, "Anger and Gender Expression," available at www.ezinearticles. com /?Anger-and-Gender-Expression&id=416607.

12. L. G. Berzins and R. L. Trestman, "The Development and Implementation of Dialectical Behavior Therapy in Forensic Settings," *International Journal of Forensic Mental Health 3*, no. 1 (2004): 93–103.

13. Mary Gay, phone interview with the author, February 2007.

14. Jim Breiling, e-mail to the author, March 2007.

15. National Alliance on Mental Illness, "About Mental Illness," available at www.nami.org/Template.cfm?Section=By_Illness&Template=/TaggedPage/ TaggedPageDisplay.cfm&TPLID=54&ContentID=44780.

16. R. O. Friedel, "Substance Abuse Treatment in Patients with Borderline Disorder," available at www.bpddemystified.com/index.asp?id=46.

17. U. Feske, P. H. Soloff, and R. E. Tarter, "Implications for Treatment and Prognosis of Borderline and Substance Use Disorders," *Psychiatric Times* 24, no. 1 (January 1, 2007), available at www.psychiatrictimes.com/Substance-Abuse/

showArticle.jhtml?articleID= 196902120 ; Borderline Personality Disorder Demystified, www.bpddemystified.com.

18. M. C. Zanarini, F. R. Frankenburg, E. D. Dubo, A. E. Sickel, A. Trikha, A. Levin, and V. Reynolds, "Axis I Comorbidity of Borderline Personality Disorder," *American Journal of Psychiatry 155* (December 1998): 1733–39.

19. C. Levin, "Narcissistic Personality Disorder Treatment," available at www.mentalhelp.net/poc/view_doc.php?type=doc&id=479&cn=8.

20. B. Engel, *The Jekyll and Hyde Syndrome: What to Do If Someone in Your Life Has a Dual Personality—or If You Do* (Hoboken, NJ: John Wiley, 2007), 71.

21. Ibid., 52.

22. National Institute of Mental Health, "Bipolar Disorder," available at www.nimh.nih.gov/publicat/bipolar.cfm#bp1.

23. Robert Friedel, e-mail to the author, May 2007.

24. Marsha M. Linehan, interview, *The Infinite Mind with Dr. Fred Goodwin*,WNYC AM 820, November 21, 1999.

3　边缘型人格者的行为表现

1. J. Young and M. First, "Schema Mode Listing," available at www.schematherapy.com/id72.htm.

2. M. Dombeck, "Personality Disorders: Defense Mechanisms," available at www.mentalhelp.net/poc/view_doc.php?type=doc&id=4054&cn=8.

3. D. Goleman, Emotional Intelligence: Why It Can Matter More Than IQ (New York: Bantam Books, 1995).

4. Ibid., 81–82.

5. L. J. Siever, "Neurobiology of Impulsive-Aggressive Personality-Disordered Patients," Psychiatric Times 19, no. 8 (August 2002), available at www.psychiatrictimes.com/display/article/10168/47131.

6. Chris, www.mytriptoozandback.com.

7. Ibid.

4 边缘型人格障碍的成因

1. John M. Harlow, "Passage of an Iron Rod through the Head," Boston Medical and Surgical Journal 39 (1848): 389–93 (republished in Journal of Neuropsychiatry and Clinical Neuroscience 11:281–83).

2. "Museum Partnerships: Science in the Community," available at www.pfizer.com/brain/etour4.html; J. H. Lienhard, "Gage's Brain," available at www.uh.edu/engines/epi929.htm; F. G. Barker, II, "The American Crowbar Case and Nineteenth Century Theories of Cerebral Localization," available at www.neurosurgery.org/cybermuseum/pre20th/crowbar/crowbar.html.

3. R. O. Friedel, Borderline Personality Disorder Demystified: An Essential Guide for Understanding and Living with BPD (New York: Marlowe & Company, 2004), 98.

4. D. Goleman, Emotional Intelligence: Why It Can Matter More Than IQ (New York: Bantam Books, 1995), 23.

5. W. C. Henderson, "Putting Limits on Teen Drivers," Time, October 15, 2006, available at www.time.com/time/magazine/article/0,9171,1546345,00.html.

6. National Institute of Mental Health, "Teenage Brain: A Work in Progess," Available at www.nimh.nih.gov/health/publications/teenage-brain-a-work-in-progress.shtml.

7. P. J. Howard, The Owner's Manual for the Brain: Everyday Applications from Mind-Brain Research, 3rd ed. (Austin, TX: Bard Press, 2006), 747.

8. Friedel, Borderline Personality Disorder Demystified, 73.

9. H. P. Lefley, "From Family Trauma to Family Support System," in Understanding and Treating Borderline Personality Disorder: A Guide for Professionals and Families, ed. J. G. Gunderson and P. D. Hoffman (Arlington, VA: American Psychiatric Publishing, Inc., 2005), 136.

10. Sharon, phone interview with the author, May 2007.

11. Perry Hoffman, phone interview with the author, March 2007.

12. J. M. Bailey and A. Shriver, "Does Childhood Sexual Abuse Cause Borderline Personality Disorder?" Journal of Sex and Marital Therapy 25, no. 1 (1999): 45–57.

5 边缘型人格障碍的治疗

1. J. M. Carver, "The 'Chemical Imbalance' in Mental Health Problems," available at www.drjoecarver.com/clients/49355/File/Chemical%20Imbalance.html.

2. Table adapted from R. O. Friedel, Borderline Personality Disorder Demystified: An Essential Guide for Understanding and Living with BPD (New York: Marlowe & Company, 2004), 135–50, table available at www.bpddemystified.com/index.asp?id=21.

3. Blaise Aguirre, interview with the author, April 2007.

4. B. Pologe, "About Psychotherapy," available at www.aboutpsychotherapy.com.

5. National Association of Cognitive-Behavioral Therapists, "Cognitive-Behavioral Therapy," available at www.nacbt.org/whatiscbt.htm.

6. M. M. Linehan, K. A. Comtois, A. M. Murray, M. Z. Brown, R. J. Gallop,H. L. Heard, K. E. Korslund, D. A. Tutek, S. K. Reynolds, and N. Lindenboim, "Two-Year Randomized Controlled Trial and Follow-up of Dialectical Behavior Therapy vs. Therapy by Experts for Suicidal Behaviors and Borderline Personality Disorder," Archives of General Psychiatry 63, no. 7 (July 2006): 757–66.

7. Marsha M. Linehan, interview, The Infinite Mind with Dr. Fred Goodwin,WNYC AM 820, November 21, 1999.

8. Ibid.

9. M. Baugh, "Distress Tolerance," available at www.dbtsf.com/ distresstolerance. htm.

10. M. M. Linehan, Skills Training Manual for Treating Borderline Personality Disorder (New York: Guilford Press, 1993), 115–33.

11. D. St. John and N. Blum, "The STEPPS Group Treatment Program for Borderline Personality Disorder," available at www.uihealthcare.com/topics/medical departments/psychiatry/stepps/index.html.

6 为边缘型人格者找合适的治疗师

1. June Peoples, interview, The Infinite Mind with Dr. Fred Goodwin, WNYC AM 820, November 21, 1999.

2. R. Moskovitz, "Why Do Many Professionals Still Treat People with BPD As If They Can't Get Better?" available at www.borderlinepersonality.ca/drm09.htm.

3. Marsha M. Linehan, interview, *The Infinite Mind with Dr. Fred Goodwin*, WNYC AM 820, November 21, 1999.

4. Kathleen, interview, *The Infinite Mind with Dr. Fred Goodwin,* WNYC AM 820, November 21, 1999.

5. Rachel Reiland, e-mail to the author, 1997.

6. A. J. Mahari, "Is Your BPD Loved One Serious About Therapy?" available at www.bpdfamily.com/tools/articles8.htm.

7. J. G. Gunderson and C. Berkowitz, "Family Guidelines," available at www. neabpd.org/guidelines.shtml. Edited slightly with permission.

8. B. D. Beitman in T. DeAngelis, "Where Psychotherapy Meets Neuroscience," Monitor on Psychology 36, no. 10 (November 2005), available at www.apa.org/monitor/nov05/ neuroscience .html.

9. T. DeAngelis, "Where Psychotherapy Meets Neuroscience," Monitor on Psychology 36, no. 10 (November 2005), available at www.apa.org/monitor/nov05/neuroscience.html.

10. Robert Friedel, interview with the author, August 2007.

11. B. A. Aguirre, *Borderline Personality Disorder in Adolescents: A Complete Guide to Understanding and Coping When Your Adolescent Has BPD* (Beverly, MA: Fair Winds Press, 2007), 51.

12. American Academy of Child and Adolescent Psychiatry, "Comprehensive Psychiatric Evaluation," available at www.aacap.org/cs/root/facts_for_families/comprehensive_ psychiatric_evaluation.

13. Aguirre, *Borderline Personality Disorder in Adolescents*, 22, 12.

14. J. G. Gunderson, with P. S. Links, *Borderline Personality Disorder: A Clinical Guide* (Washington, DC: American Psychiatric Publishing, Inc., 2001), 182.

15. R. L. Trestman, "Optimism Grows for Combined Treatment of Severe Personality Disorder," Psychiatric Times, October 1, 2004, news section.

16. A. J. Mahari, "Is Your BPD Loved One Serious About Therapy?" available at www.bpdfamily.com/tools/articles8.htm.

17. Andrea Corn, interview with the author, June 2007.

18. K. Kersting, "Axis II Gets Short Shrift," *Monitor on Psychology 35*, no. 3 (March 2004), available at www.apa.org/monitor/mar04/axis.html.

19. Ibid.

20. New York State Psychiatric Association, "Questions and Answers About Psychiatry," available at www.nyspsych.org/webpages/qa.asp.

21. National Education Alliance for Borderline Personality Disorder, "About Borderline Personality Disorder," available at www.borderlinepersonalitydisorder. com/ FAQ.shtml.

22. Byron Bloemer, interview with the author, May 2007.

23. Blaise Aguirre, interview with the author, April 2007.

7 方法一：重新掌控自己的生活

1. "Post-traumatic Stress Disorder (PTSD): Symptoms, Types and Treatment," available at www.helpguide.org/mental/post_traumatic_stress_disorder_symptoms_ treatment.htm; K. McKeever, "PTSD a Risk Factor for Long-Term Disease," available at www.medicinenet.com/script/main/art.asp?articlekey=87135; "Depression (Major Depression)," available at www.mayoclinic.com/health/depression/DS00175/ DSECTION=2.

2. E. Savage, Don't Take It Personally! The Art of Dealing with Rejection (Oakland, CA: New Harbinger Publications, 1997).

3. D. Carnegie, *How to Stop Worrying and Start Living* (New York: Pocket Books, 2004).

4. Chris, www.mytriptoozandback.com.

5. C. DeRoo and C. DeRoo, What's Right with Me: Positive Ways to Celebrate Your Strengths, Build Self-Esteem, and Reach Your Potential (Oakland, CA: New Harbinger Publications, 2006).

6. Andrea Brandt, The Anger Zone, www.theangerzone.com.

7. D. J. Lieberman, *How to Change Anybody: Proven Techniques to Reshape Anyone's Attitude, Behavior, Feelings, or Beliefs* (New York: St. Martin's Press, 2005), 12.

8. M. D. Lemonick, "A Frazzled Mind, a Weakened Body," Time, January 20, 2003, available at www.time.com/time/magazine/article/0,9171,1004080,00.html.

9. Ibid.

10. K. Mahr, "How Stress Harms the Heart, available at www.time.com/time/ health/ article/0,8599,1669766,00.html?iid=sphere-inline-bottom.

11. H. E. Marano, "The Rewards of Shut-Eye," Psychology Today Online, April 25,2003, available at www.psychologytoday.com/articles/pto-20030425-000002.html.

12. Ibid.

13. P. Maruff, M. G. Falleti, A. Collie, D. Darby, and M. McStephen, "Fatigue-Related Impairment in the Speed, Accuracy and Variability of Psychomotor Performance: Comparison with Blood Alcohol Levels," *Journal of Sleep Research* 14, no. 1 (March 2005): 21–27.

14. M. Carmichael, "Stronger, Faster, Smarter," Newsweek, March 26, 2007, available at www.newsweek.com/id/36056.

15. J. Phelps, *Why Am I Still Depressed? Recognizing and Managing the Ups and Downs of Bipolar II and Soft Bipolar Disorder* (New York: McGraw-Hill, 2006).

8　方法二：了解自己深陷的处境

1. B. C. Berg, How to Escape the No-Win Trap (New York: McGraw-Hill, 2004), 7–9.

2. Ibid., 21.

3. Ibid., 10.

4. D. Goleman, "Feeling of Control Viewed as Central in Mental Health," New York Times, October 7, 1986, available at query.nytimes.com/gst/fullpage. html?res=9 A0DE1D61731F934A35753C1A960948260&sec=health&spon=&pagewanted=all.

5. B. Engel, The Emotionally Abusive Relationship: How to Stop Being Abused and How to Stop Abusing (Hoboken, NJ: John Wiley & Sons, 2002), 10–11; B. Engel, The Jekyll and Hyde Syndrome: What to Do If Someone in Your Life Has a Dual Personality— or If You Do (Hoboken, NJ: John Wiley, 2007), 89.

6. J. M. Carver, "Love and Stockholm Syndrome: The Mystery of Loving an Abuser," available at drjoecarver.makeswebsites.com/clients/49355/File/love_and_ stockholm _syndrome.html.

7. B. Klatte and K. Thompson, It's So Hard to Love You: Staying Sane When Your *Loved One Is Manipulative, Needy, Dishonest, or Addicted* (Oakland, CA: New

Harbinger Publications, 2007), 45.

8. For more information about this, see P. T. Mason and R. Kreger, *Stop Walking on Eggshells: Taking Your Life Back When Someone You Care About Has Borderline Personality Disorder* (Oakland, CA: New Harbinger Publications, 1998), 172–74.

9. S. Jeffers, *Feel the Fear and Do It Anyway* (New York: Ballantine Books, 1987), 18.

10. Klatte and Thompson, *It's So Hard to Love You*, 50.

11. Perry Hoffman, interview with the author, March 2007.

12. Debra Resnick, interview with the author, February 2008.

13. Berg, *How to Escape the No-Win Trap*, 23.

14. J. J. Messina and C. Messina, "Tools for Handling Control Issues: Developing Detachment," available at www.coping.org/control/detach.htm.

15. "Codependent with You," music and lyrics by John Forster, .1991 Limousine Music Co. (ASCAP). All rights reserved.

16. A. Miller, *The Enabler: When Helping Hurts the Ones You Love* (Tucson, AZ: Wheatmark, 2008), 37.

17. E. B. Brown, *Living Successfully with Screwed-Up People* (Grand Rapids, MI: Fleming H. Revell, 1999), 217, 218.

18. "Tools for Handling Control Issues: Developing Detachment," available at www.coping.org/control/detach.htm; "Tools for Personal Growth: Accepting Personal Responsibility," available at www.coping.org/growth/accept.htm.

9　方法三：积极有效的交流

1. B. Pologe, "Couples," available at www.aboutpsychotherapy.com/Tcouples.htm.

2. H. Mills "Anger vs. Fear," available at www.mentalhelp.net/poc/view_doc. php?type=doc&id=5806&cn=116.

3. Chris, www.mytriptoozandback.com.

4. A. J. Mahari, "BPD: The Power and Control Struggle," available at www. borderlinepersonality.ca/borderpowercontrolstruggle.htm.

5. P. Chard, "Out of My Mind," *Milwaukee Journal Sentinel, May* 23, 2006, 3E.

6. Available at www.merriam-webster.com.

7. S. Heller, *The Complete Idiot's Guide to Conquering Fear and Anxiety*

(Royersford, PA: Alpha Publishing, 1999), 74.

8. P. T. Mason and R. Kreger, Stop Walking on Eggshells: *Taking Your Life Back When Someone You Care About Has Borderline Personality Disorder* (Oakland, CA: New Harbinger Publications, 1998).

9. C. Bojrab, "Everything You Always Wanted to Know About Psychotropic Medication but Were Afraid to Ask," CRGA (Children's Resource Group Associates) Continuing Education Seminar, Indianapolis, Indiana, November 16, 2007.

10. P. Bierma, "Depression and Verbal Abuse," available at www.ahealthyme.com/topic /depverbal.

11. Mason and Kreger, *Stop Walking on Eggshells*, 166.

12. J. G. Gunderson and C. Berkowitz, "Family Guidelines," available at www.neabpd. org/guidelines.shtml. Edited slightly with permission.

13. L. J. Bookbinder, Touch Another Heart: Empathy and Listening Skills for Emotional Intimacy, www.touch-another-heart.com.

14. See Roundstone International, Inc., "Communication," available at www.roundstoneintl.com.

15. L. J. Bookbinder, "5. Controlling the Urge to Help," available at www.touch-another-heart.com/ch5.htm.

16. G. B. Lundberg and J. S. Lundberg, I Don't Have to Make Everything All Better (New York: Penguin Group, 1995), 82.

17. Ibid., 84.

18. A. Mehrabian, " 'Silent Messages' : A Wealth of Information About Nonverbal Communication (Body Language)," available at www.kaaj.com/psych/smorder.html.

19. S. Dingfelder, "BPD Tied to Enhanced Emotion Recognition," *Monitor on Psychology* 37, no. 11 (December 2006), available at www.apa.org/monitor/dec06/bpd.html.

20. B. A. Aguirre, *Borderline Personality Disorder in Adolescents: A Complete Guide to Understanding and Coping When Your Adolescent Has BPD* (Beverly, MA: Fair Winds Press, 2007), 48.

21. Mehrabian, " 'Silent Messages' " ; Jan Hargrave, interview with the author,

June 2007; "Tools for Communication: Nonverbal Communication Issues," available at www.coping.org/dialogue/nonverbal.htm; T. Loo, "Using Body Position to Defuse Angry People," available at ezinearticles.com/?Using-Body-Position-to-Defuse-Angry- People&id=158056; "Nonverbal Communication: The Hidden Language of Emotional Intelligence," available at www.helpguide.org/mental/EQ6_nonverbal_ communication.htm; G. R. Wainwright, *Teach Yourself Body Language* (Chicago: McGraw-Hill, 2004), 6–17.

22. Gunderson and Berkowitz, "Family Guidelines."

23. Gunderson and Berkowitz, "Family Guidelines."

24. E. B. Brown, *Living Successfully with Screwed-Up People* (Grand Rapids, MI: Fleming H. Revell, 1999), 149.

25. "Invalidation," available at www.eqi.org/invalid.htm#Examples%20of%20 invalidating%20expressions.

26. Sharon, interview with the author, February 2008.

10　方法四：过犹不及——如何建立你的心理界线

1. Jack, interview with the author, January 2007.

2. D. R. Bellafiore, "Boundaries in Relationships," available at drbalternatives .com/articles/si7.html.

3. J. Black and G. Enns, *Better Boundaries: Owning and Treasuring Your Life* (Oakland, CA: New Harbinger Publications, 1997), 10–13.

4. Debra Resnick, interview with the author, February 2008.

5. J. Adams, *Boundary Issues: Using Boundary Intelligence to Get the Intimacy You Want and the Independence You Need in Life, Love, and Work* (Hoboken, NJ: John Wiley and Sons, 2005), 7–9.

6. B. Engel, *The Emotionally Abusive Relationship: How to Stop Being Abused and How to Stop Abusing* (Hoboken, NJ: John Wiley & Sons, 2002), 108.

7. Suzanne Roberts, interview with the author, July 2008.

8. S. Forward, with D. Frazier, *Emotional Blackmail: When the People in Your Life Use Fear, Obligation, and Guilt to Manipulate You* (New York: HarperCollins Publishers, 1997), 39–40.

9. Ibid., 150.

10. P. T. Mason and R. Kreger, *Stop Walking on Eggshells: Taking Your Life Back When Someone You Care About Has Borderline Personality Disorder* (Oakland, CA: New Harbinger Publications, 1998), 62–63.

11. G. B. Lundberg and J. S. Lundberg, *I Don't Have to Make Everything All Better* (New York: Penguin Group, 1995), 11–12.

12. Blaise Aguirre, interview with the author, April 2007.

13. J. G. Gunderson and C. Berkowitz, "Family Guidelines," available at www. neabpd.org/guidelines.shtml. Edited slightly with permission.

14. Perry Hoffman, interview with the author, March 2007.

15. Freda Friedman, interview with the author, April 2007.

16. Gunderson and Berkowitz, "Family Guidelines."

17. Freda Friedman, interview with the author, April 2007.

18. A. Mehrabian, " 'Silent Messages' : A Wealth of Information About Nonverbal Communication (Body Language)," available at www.kaaj.com/psych/ smorder.html; Jan Hargrave, interview with the author, June 2007; "Tools for Communication: Nonverbal Communication Issues," available at www.coping. org/dialogue/nonverbal. htm; T. Loo, "Using Body Position to Defuse Angry People," available at ezinearticles.com/?Using-Body-Position-to-Defuse -Angry-People&id=158056; "Nonverbal Communication: The Hidden Language of Emotional Intelligence," available at www.helpguide.org/mental/EQ6_nonverbal_communication. htm; G. R. Wainwright, *Teach Yourself Body Language* (Chicago: McGraw-Hill, 2004), 6–17.

19. Sharon, interview with the author, February 2008.

20. Gunderson and Berkowitz, "Family Guidelines."

11　方法五：学会如何保持界线

1. A. Sutherland, *What Shamu Taught Me About Life, Love, and Marriage: Lessons for People from Animals and Their Trainers* (New York: Random House, 2008).

2. K. Pryor, *Don't Shoot the Dog! The New Art of Teaching and Training* (New York: Bantam Books, 1984), 120.

3. Sharon, interview with the author, February 2008.

4. Sutherland, *What Shamu Taught Me about Love, Life, and Marriage*.

5. Ibid., xiii.

6. Pryor, *Don't Shoot the Dog!*

7. See www.clickertraining.com/node/484 for more information.

8. Sutherland, *What Shamu Taught Me about Love, Life, and Marriage*, 118–19.

9. Rita, interview with the author, February 2008.

10. Pryor, Don' t Shoot the Dog! 133–34.

11. J. G. Gunderson and C. Berkowitz, "Family Guidelines," available at www. nea bpd.org/guidelines.shtml. Edited slightly with permission.

12. Ibid., 2.